JN207665

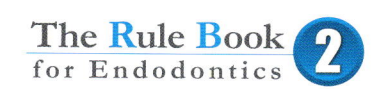

The Rule Book 2
for Endodontics

成功に導く考えかたと**着眼点**がわかる

歯内療法のルール

The rule book for Endodontics

著

澤田 則宏

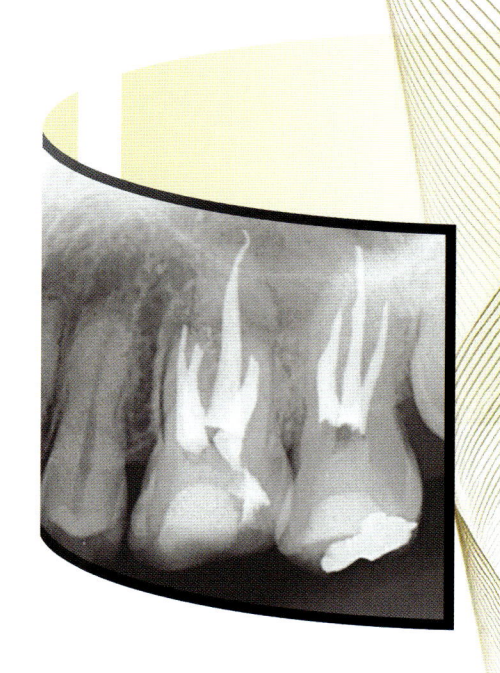
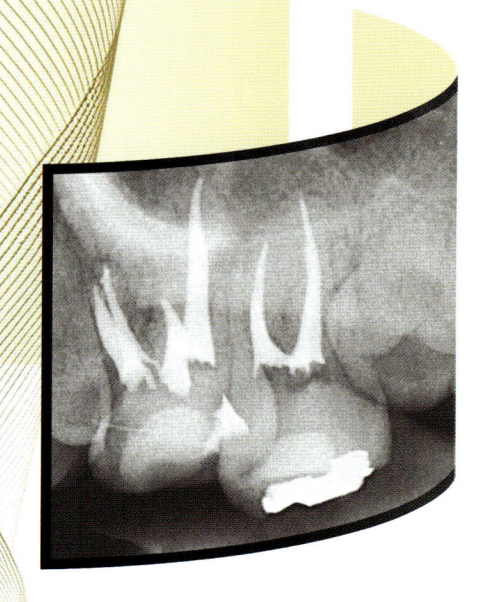

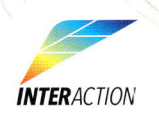

INTERACTION

はじめに

　「歯内療法のルールブックという書籍を作りたいのです。週に１つルールを作ってもらえば、１年で50個のルールができあがります」という話を受けたのがかれこれ９年前。なぜ本書の上梓がこんなに遅れたのかといえば、私の怠慢以外のなにものでもない。

　もともと筆の遅い私が１冊の書籍を１人で書き上げるのはそう簡単ではなかった。以前２人で書き上げた書籍があるが、この時ももう１人の執筆者にお尻を叩かれながら、睡眠時間を削って書き上げたことを思い出す。今回の書籍も、もう少しという段階からなんと２年が経過してしまった。読み返す度にあれこれ考えて、調べ直してしまう私の性格もいけないのだろう。こういう性格の人間は作家には不向きで、私は歯科医師を選んでよかったと勝手に考えている。

　さて、本書は若手歯科医師向けに執筆した。大学では歯内療法を一応習ったけれど、卒業後臨床で壁にぶつかっている若手歯科医師の皆さんにとって「道しるべ」になってくれることを願って執筆している。ベテランの先生にとっては当たり前と思われることも多々あるかと思うが、そこは「若手歯科医師向けである」と笑って読み飛ばしていただきたい。

　本書では57個のルールを設定した。目次をざっと見ていただき、興味のあるところから読んでいただければよいように編集した。最初から一言一句読んでいただく必要はない。困った症例があれば、その症例にあった内容を目次から拾っていただければＯＫである。

　コラムの部分だけ拾って読んでもらうのもおもしろいかもしれない。１つ１つのルールで完結するようにしているので、ベッドの中で睡眠学習用に読んでいただくように枕元に置いていただいても構わない。「あれ、こんな時はどうするんだっけ」と、チェアサイドでちょっとカンニングするように診療室の片隅に立てかけて置いていただくのも一案である。読み返せば新たな気づきが毎回出てくるような内容に仕上げたつもりなので、ぜひすぐ手に取れるところに本書を置いてほしい。ボロボロの書籍にサインを求められたことがあるが、著者としてはそれが一番嬉しい瞬間である。

　本書が、これから臨床に向かう若手歯科医師の皆さんが険しい山に向かう登山道の入り口で手に取る「将来へのマップ」になってくれることを願っている。道に迷ったとき、疲れて一休みするとき、思わぬトラブルにあったとき、本書が役に立ってくれると信じている。

　最後に、今回の執筆にあたり、こんなわがままな私を見放さず最後まで付き合ってくれたインターアクションのスタッフ諸氏に感謝の言葉を贈って筆を置くことにする。ありがとうございました。

2024年11月

澤田 則宏

CONTENTS

Rules of Root Canal Anatomy
PART 1 解剖のルール

Rules of Diagnosis
PART 2 診断のルール

Rules of Endodontic Surgery
PART 4 外科的歯内療法のルール

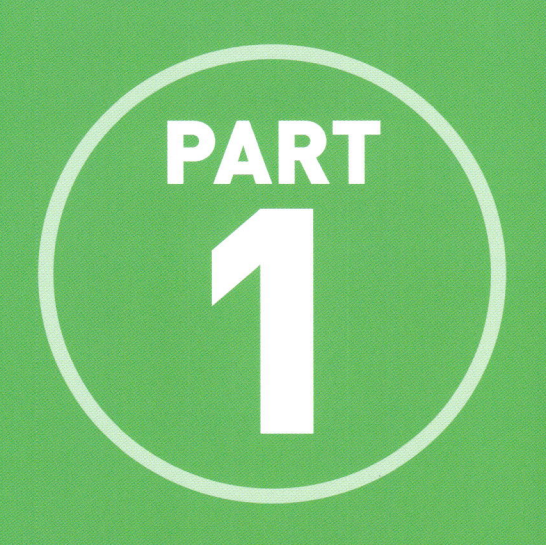

PART 1

解剖のルール

Rules of Root Canal Anatomy

01 上顎第一大臼歯なら 4根管（4 canals）が常識

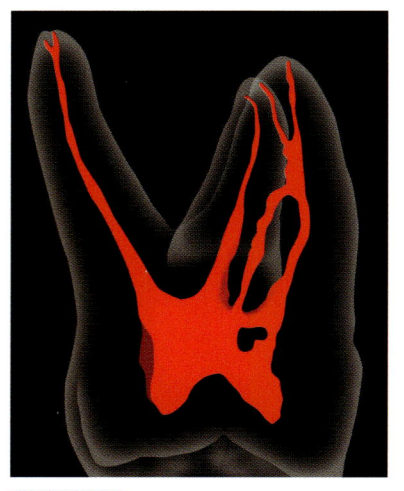

上顎第一大臼歯は通常3根（3 roots）であるが、根管は4根管以上ある可能性が高い。 上顎第一大臼歯の近心頬側第2根管は56.8%存在するという報告があり（**図01-1**）[1]、半分以上の歯は4根管性ということがわかる。

歯内療法ではマイクロスコープを使うのが当たり前となっている現状では、「上顎第一大臼歯は4根管性」と思って治療を始めるべきであろう（**図01-2**）。もちろん5根管あることもあるし、その根管が複雑につながっていたりする。同じ症例はけっしてないのが、治療の醍醐味でもある。

図01-1 根管形態は複雑であり、主根管の他にイスムス・側枝・根尖分岐などが複雑に広がっている（Cleghorn BM, Christie WH, Dong CC. Root and root canal morphology of the human permanent maxillary first molar: a literature review. J Endod 2006;32(9):813-821. を参考に作画）。

コラム 『根』と『根管』を混同してはいけない

日本語では同じような言葉なので学会などでも混同されていることがあるが、根は『root』であり、根管は『canal』である。ゆえに、「上顎第一大臼歯は通常3根だが、4～5根管であることのほうが多い」という表現が正しいのである。

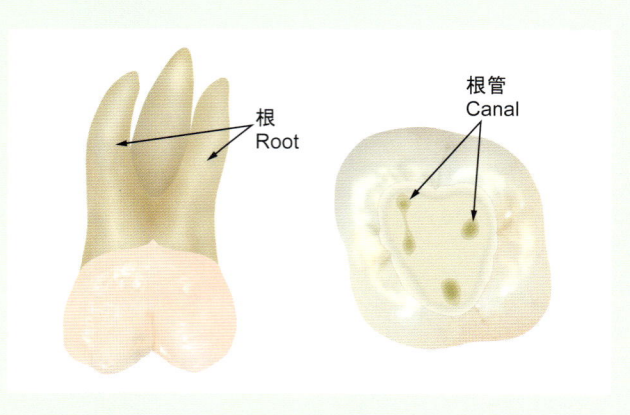

▼ 4根管性の上顎大臼歯の例

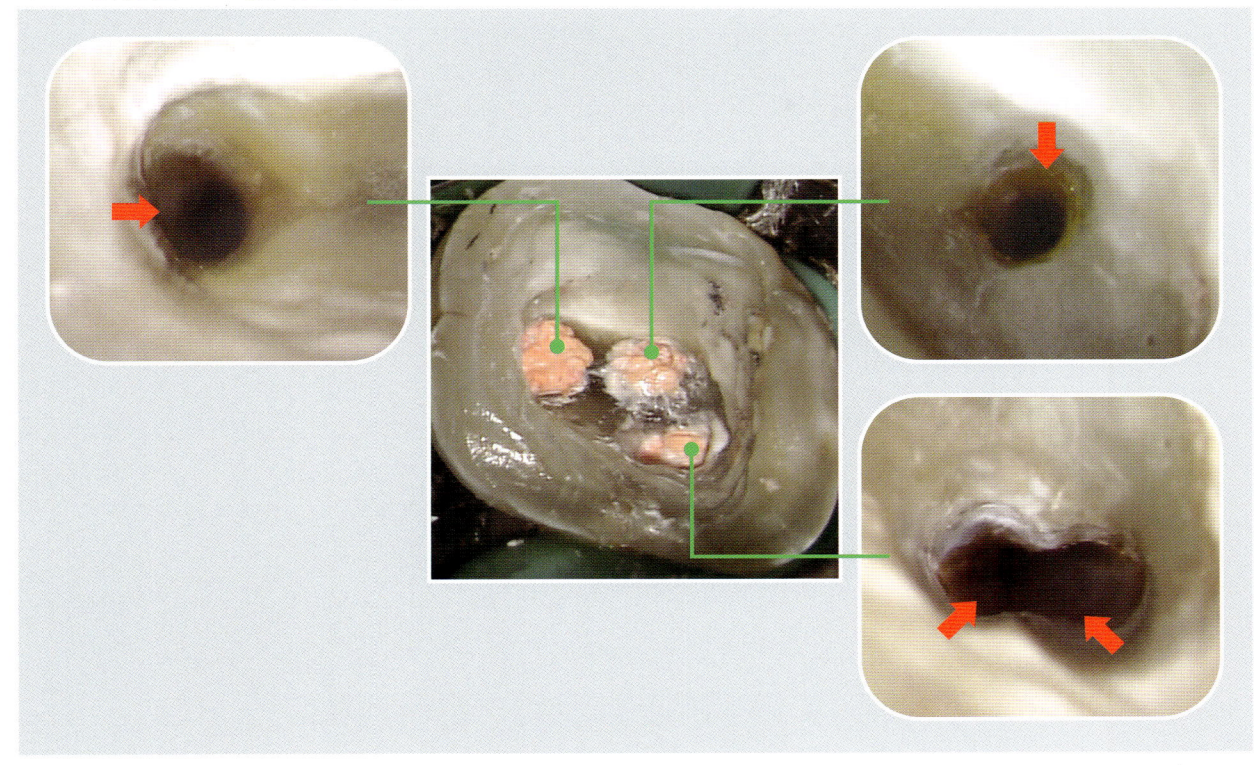

図01-2a 4根管性の上顎第二大臼歯。近心頬側根管は2根管性で、歯根中央部で1根管となっている。根尖孔が1つになっているからといって、根管口から1根管と考えてしまうと、拡大が不十分となってしまう。

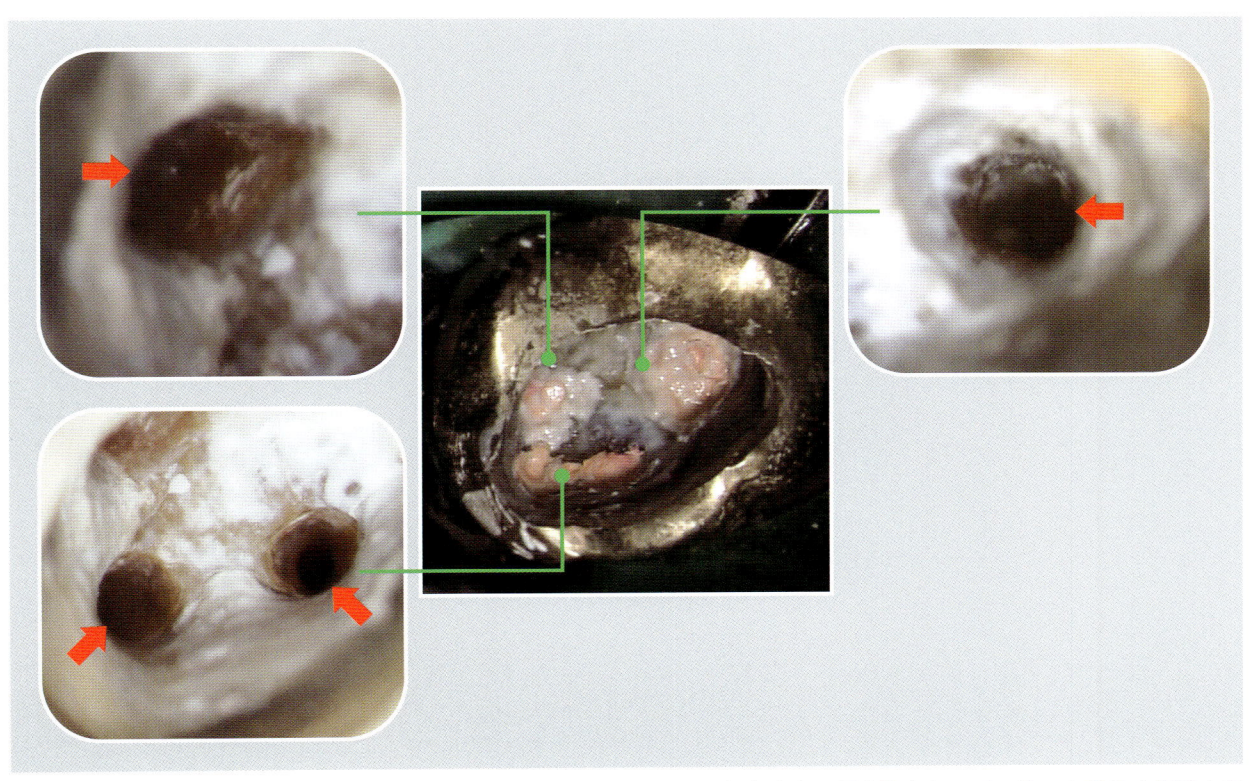

図01-2b 4根管性の上顎第一大臼歯。近心頬側根管は2根管性で、根尖孔も2根尖孔となっている。おそらく根管中央部ではイスムスなどで複雑に連絡があると思われる。治療中に感染させないこと、十二分な根管洗浄を行うことなどが大切となる。

02

下顎第二大臼歯は樋状根管を疑う

　下顎第二大臼歯に見られる樋状根管（C-shaped canal）は、その複雑な根管系のために根管形成が難しい（**図02-1**）。モンゴロイド系ではその発現率は高く、40％前後と報告されている[2、3]。

　デンタルエックス線写真を見ると2根に分かれていると思われるような症例でも、実際には根も癒合していて、根管も樋状根管となっていることがある（**図02-2**）。下顎第二大臼歯のデンタルエックス線写真を見たら、「樋状根ではないのか？」という疑いを常に念頭にいれておくべきである。

▼ 樋状根管（C-shaped canal）

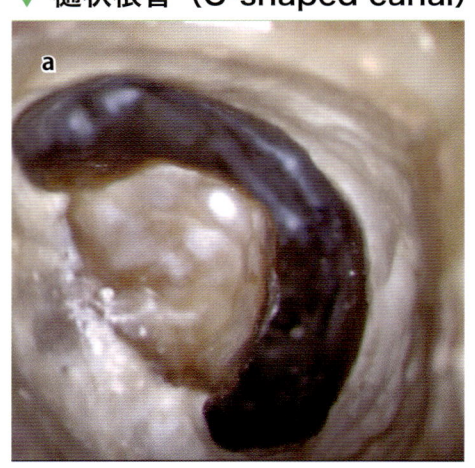
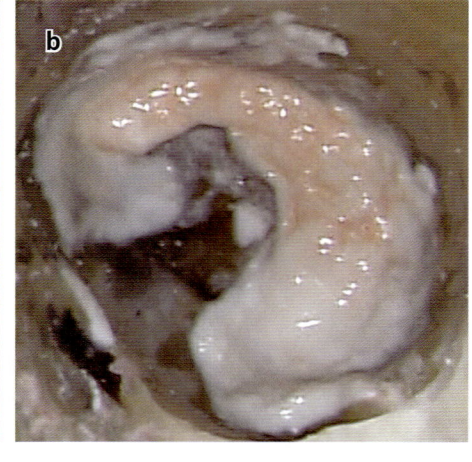

図02-1a、b 典型的な樋状根管の根管形成および根管充填。

▼ デンタルエックス線写真では樋状根管と思えない症例

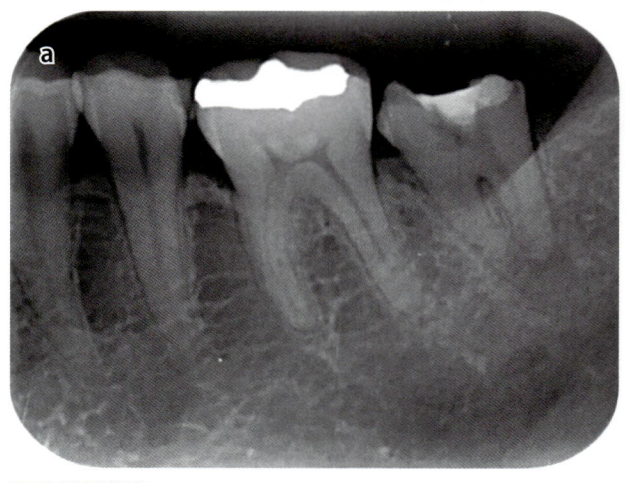
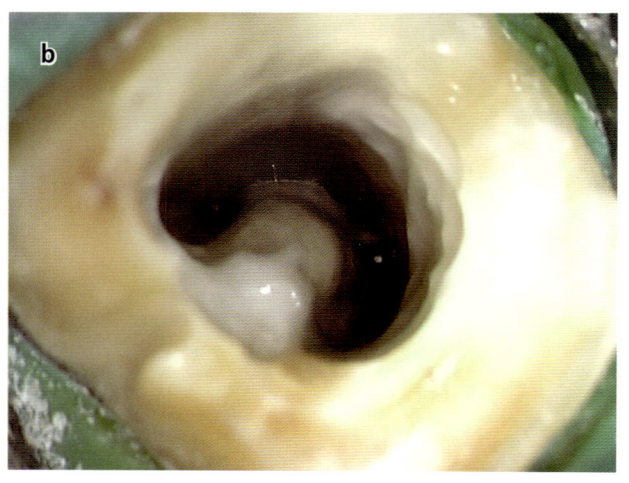

図02-2a、b 下顎左側第二大臼歯の再根管治療。デンタルエックス線写真では2根のように見えるが、実際には樋状根管である。このデンタルエックス線写真を見て「ヘミセクションをしよう」などと考えてはいけない。

03 下顎小臼歯をあなどってはいけない

　下顎小臼歯は単根のため「根管治療は容易である」と思われがちだが、実は難しいことがある。

　まず、**下顎小臼歯は咬合面が若干舌側に傾いているため、咬合面だけを見て髄腔開拡を行うと頬側に穿孔することがある**。前歯の髄腔開拡で初心者が起こしやすいミスの１つだが、下顎小臼歯でも注意が必要である（**図03-1**）。

　下顎小臼歯の根管数は１根管がほとんどであるが、２根管や３根管の下顎第一小臼歯も 10％ほど存在する[4]。また、根尖付近で複雑に分岐している症例（**次ページ図03-2**）も少なくない[5、6]。このような複雑な分岐部分を一旦感染させてしまえば、その後の治療は難しくなり、予後はきわめて悪くなる。

　さて、それを防ぐには何が必要であろうか？　………答えは Rule 03 の最後のページにて。

▼ 髄腔開拡時はその方向に注意する

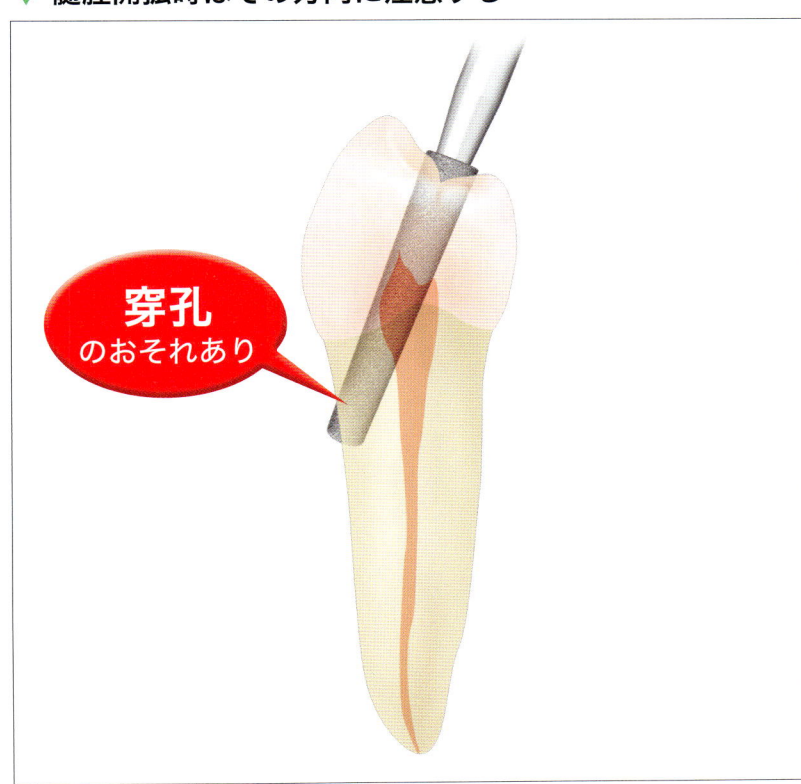

図03-1 前歯や下顎小臼歯では頬側に穿孔することがある。

▼ 下顎第一小臼歯の根尖が複雑に分岐していた症例

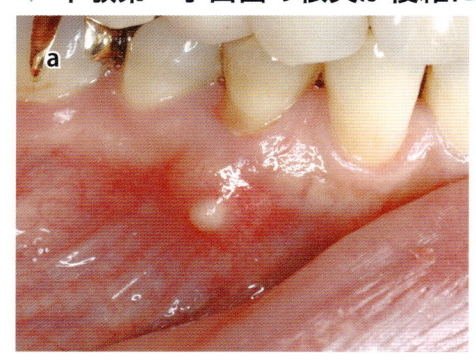
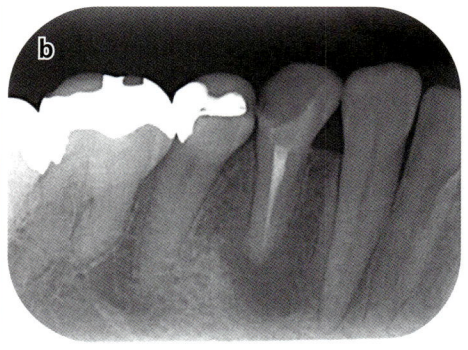

図03-2a、b 術前の口腔内写真およびデンタルエックス線写真。頬側に腫脹が見られる。

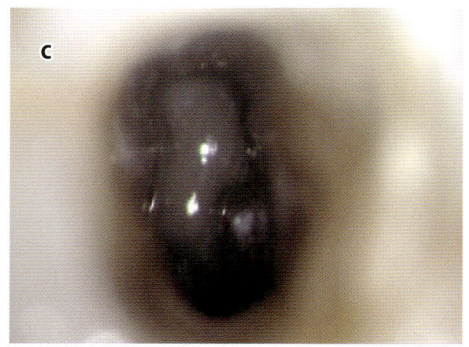
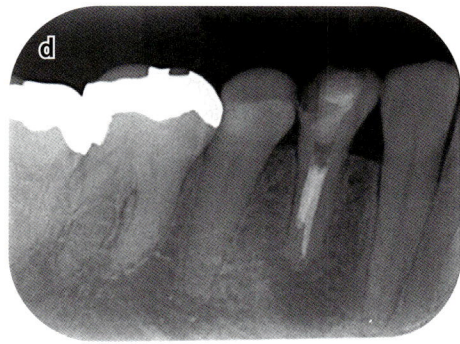

図03-2c、d 根尖部の分岐をマイクロスコープ下で確認し根管形成を行うが、根尖孔からの排膿が止まらず、根尖切除術を前提に根管充填を行った。

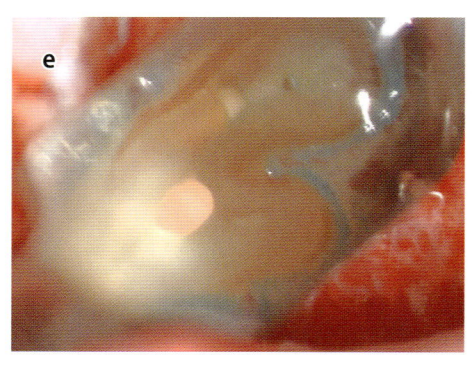
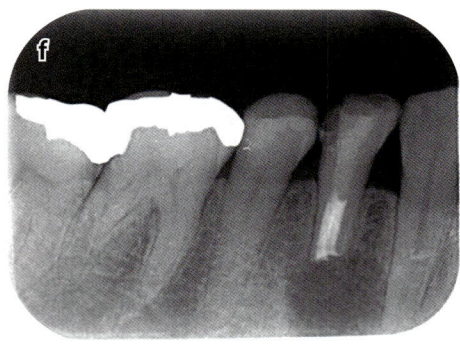

図03-2e、f 根尖切除術時の切断面。マイクロミラーで観察したところ、根管は樋状根管のように複雑に分岐していた。

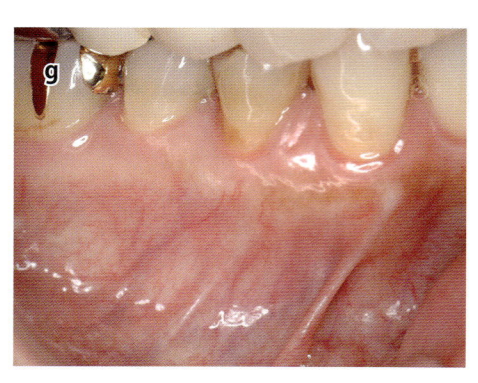
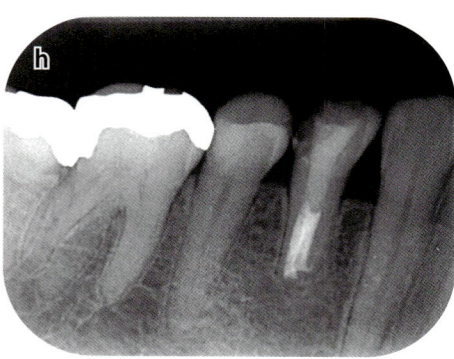

図03-2g、h 根尖切除術後1年のデンタルエックス線写真。骨欠損部に骨再生が見られ、腫脹もない。

コラム 抜髄の時点から感染させないように、細心の注意をはらうべき

歯内療法では術中の無菌的処置がもっとも大切である。具体的には、

①ラバーダムを使用し、治療中に口腔内常在菌の侵入を防ぐ

②器具はすべて滅菌したものを使用する

である。

「一生懸命治療しても症状が出たり、そんなに意識しなくても何も症状がなかったりします。何を意識すれば根管治療の予後がよくなりますか？」という質問を受けることがある。根管治療の目的は感染源の除去である。治療中に唾液と一緒に口腔内常在菌が根管内に入っているような状況で治療しても治癒は見込めない。

マイクロスコープやニッケルチタンファイル、そして CBCT など『三種の神器』と称されているような最新の器材を使用しても、治療中に根管内を感染させているようでは、けっして治癒しない。もっとも大切なのは『無菌的処置』であり、『三種の神器』はその前提のもとで力を発揮する。

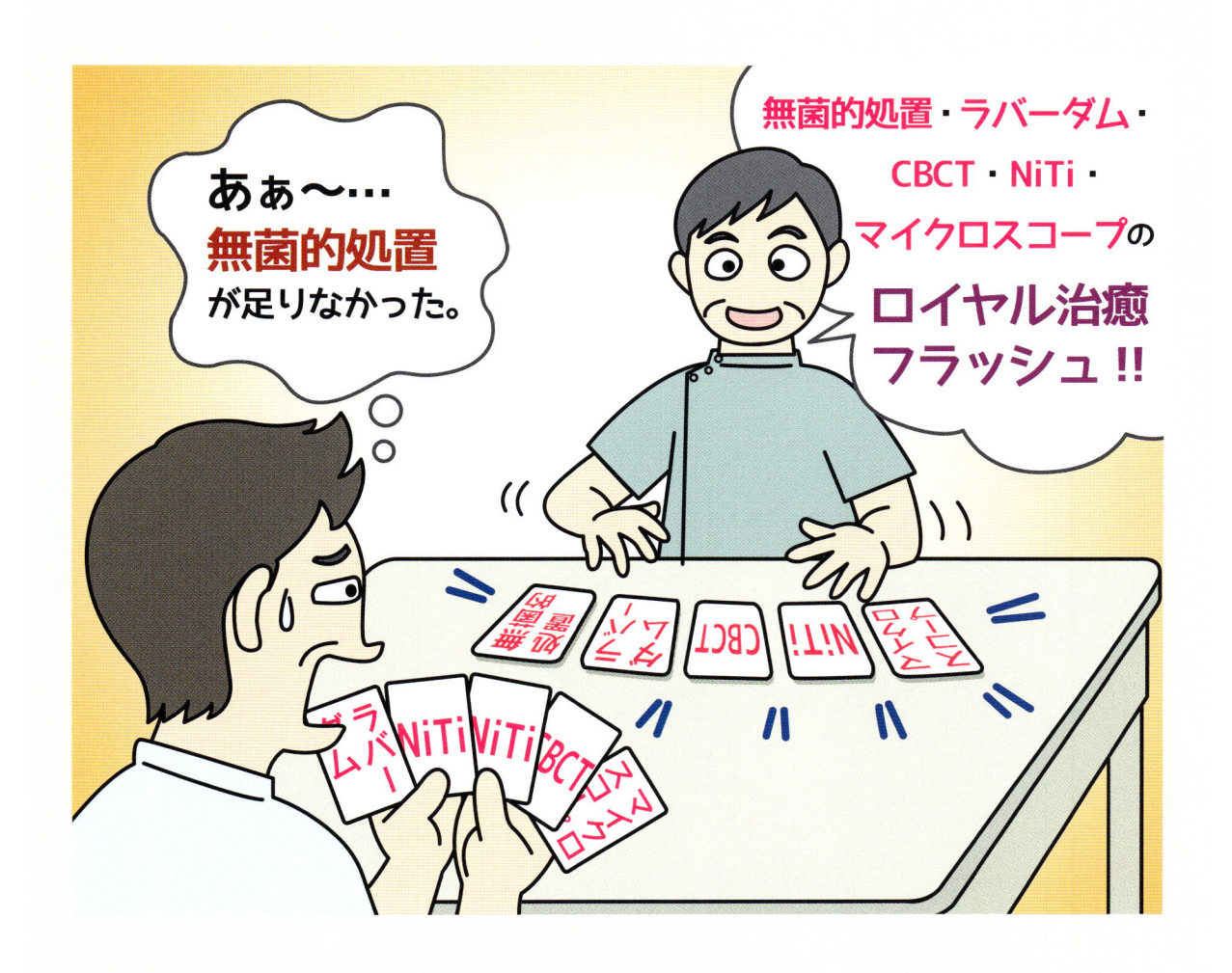

04 下顎切歯は2根管と心得よ

上下顎とも切歯は一根であり、上顎前歯はほとんど1根管であるが、下顎前歯の約15%は2根管であると報告されている[4]。

抜髄時に唇側根管にファイルが入りやすいため、舌側根管を見落としてしまうことがよくある（図04-1）。 ラバーダムをかける際に、クランプのツメが歯質をしっかり捕らえていれば、歯頸部における歯根の外形はツメの位置で確認することができる（**右ページ囲み参照**）。もしファイルが唇側寄りに入っているのであれば、「舌側にもう一根管存在するのではないか」と考えなければいけない。

もちろん、術前に正放線投影と偏心投影のデンタルエックス線写真を撮影しておくことも重要である。

▼ 下顎切歯の舌側根管は見落としやすい

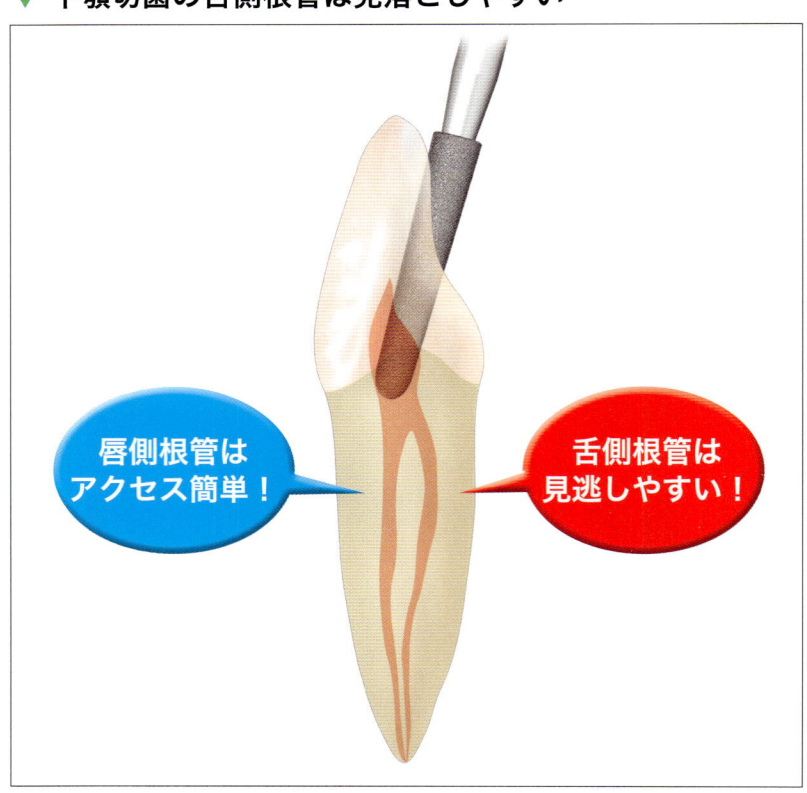

唇側根管は
アクセス簡単！

舌側根管は
見逃しやすい！

図04-1 唇側の根管はアクセスしやすいため、舌側根管を見落としがちになる。

コラム　ラバーダムのかけかた

　ラバーダムをかける際は、クランプの４つのツメがしっかりと歯質を捕らえるようにかける。「３つでよいだろう」と考えていると、術中にクランプが外れてしまい、患者は強い痛みを感じてしまう。きっと患者は次の治療時に「あのゴムはもう嫌だ！」と言い出すだろう。最初にしっかりクランプの４つのツメで歯質を捕らえるのがコツである。

　クランプがしっかり歯質を捕らえていると、術中に歯頸部の歯根外形がわかる（**図04-2**）。歯頸部の高さでは根管は歯根外形に類似しており、根管も中央部を通っている。もし一方に根管が偏っていれば、もう一根管を見落としている可能性がある。

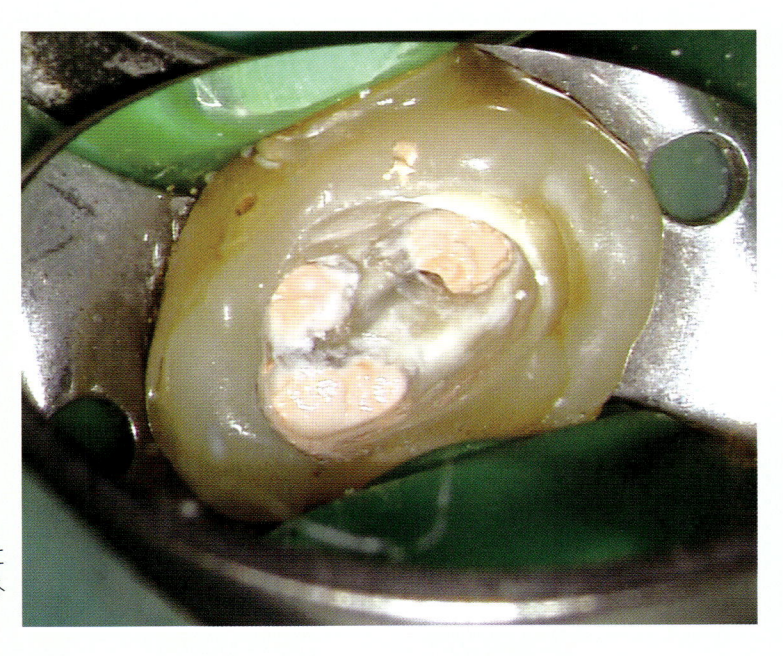

図04-2　クランプのツメが適切に歯質を捕らえると、歯頸部の歯根外形が明確になる。

05 上顎前歯唇側のパーフォレーションに気をつけよ

　上顎前歯の抜髄症例で、若い歯科医師が犯すミスの１つが『唇側へのパーフォレーション』である。

　口蓋側から咬合面の中央を切削していくと、唇側寄りにバーが傾いていることに気がつかないことがある。上下顎前歯の根管は切縁を削るようにしてアクセスしたほうが理にかなっているのだが、審美的なことを考えて口蓋側寄りからアクセスするため、根管の方向を誤ってしまうのである（**図05-1**）。審美的な要求の少ない下顎前歯であれば、「切縁を落として髄腔開拡したほうがよい」という考えもある。咬合面観（舌側面観）を見て髄腔開拡するのではなく、根管の方向を三次元で考えて髄腔開拡を行って欲しい。

　また、髄腔開拡を小さくしようとして根管の方向を誤ることがある。特に捻転歯や傾斜歯は要注意であるが、ラバーダムをして歯軸の方向を見失うこともあるので、切削の方向を確かめながら治療を進めていく必要がある（**図05-2**）。

▼ 上顎前歯で生じやすい唇側へのパーフォレーション

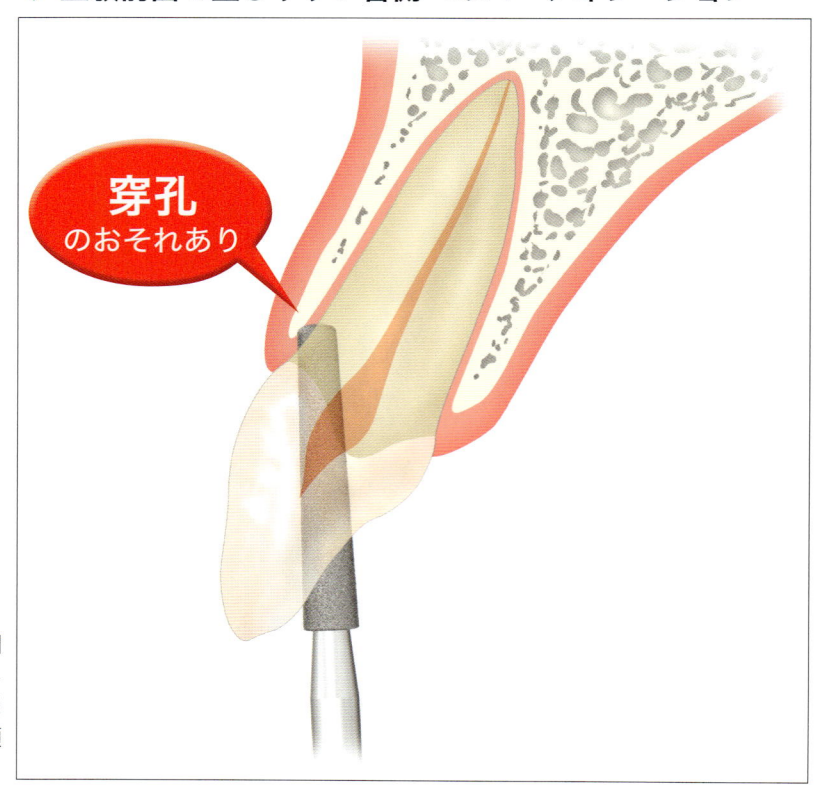

穿孔
のおそれあり

図05-1 前歯の口蓋側面観から髄腔開拡を行うと、歯頸部付近で穿孔を起こしやすい。根管の方向は切縁を落としたほうがアクセスしやすいということを念頭に入れておくとよい。

▼ **上顎中切歯抜髄時に歯頸部唇側を過剰切削してしまった症例**

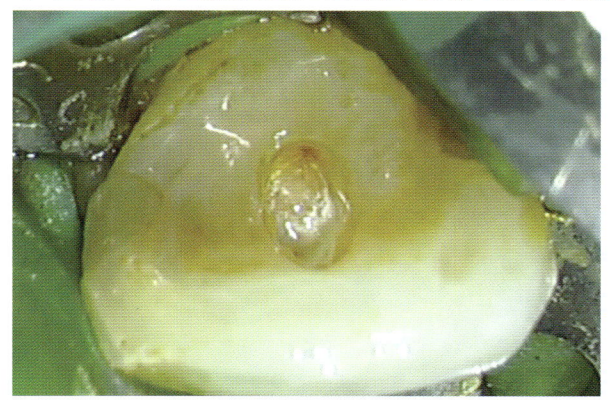

図05-2a 再根管治療開始時。患歯は捻転歯である。髄腔開拡が小さめである。

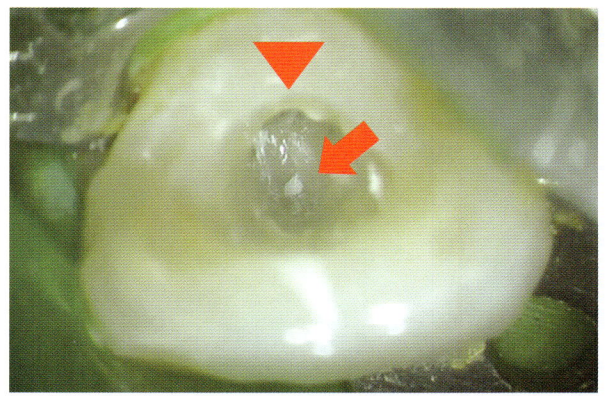

図05-2b 唇側歯頸部の過剰切削（矢印）があり、本来の根管（矢頭）は口蓋側寄りにある。

コラム ## 根尖まで根管充塡されていない理由

　失活歯であり、根管治療しているはずなのに、なぜ根尖まで根管充塡されていないのか？　術前のデンタルエックス線写真を撮影してみて、首をかしげたことはないだろうか。このような症例では根管を見失い、方向を誤って切削されている可能性がある。

　そのような場合は、術前に2方向からのデンタルエックス線写真撮影を行い（**図05-3**）、必要であれば術中にCBCT画像で根管の方向を確認しながら治療を進めるとよい。

正方線投影　　　　　　　偏遠心投影

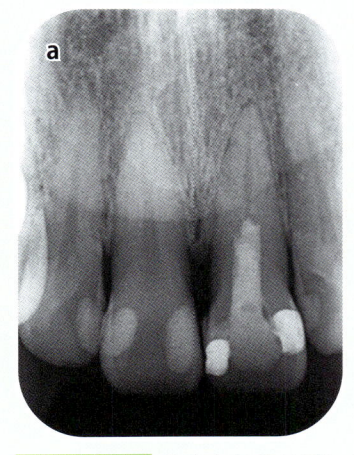
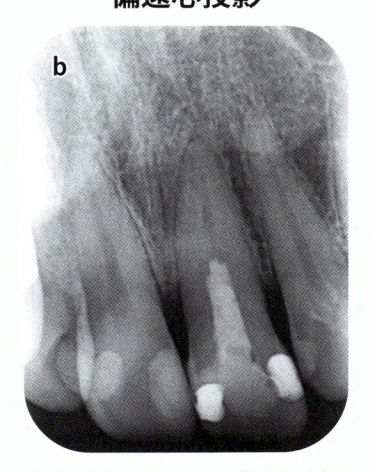

図05-3a、b 2方向からのデンタルエックス線写真でも、根管充塡材と思われるエックス線不透過像は根管に沿っているように見える。しかし、わずかに頬側寄りを切削してしまったため、本来の根管を見つけられなかったようだ。このようなデンタルエックス線写真を見たら、前医の処置を考え、同じことを繰り返さないようにしなければならない。

補綴歯の歯軸は変わっているものと心得よ

　補綴装置の上から髄腔開拡を行う場合、歯根の微妙な傾きがわからず苦労することがある（**図06-1**）。以前の処置で歯軸の傾きを補綴学的に矯正している症例では、補綴装置の形態をそのまま信じていると、本来の根管を見つけられず穿孔してしまうこともある。**可能であれば旧補綴装置は除去し、プロビジョナルレストレーションを製作したうえで根管治療を行うことをおすすめする。**

　特に若い歯科医師にはそのように推奨するが、経験を積んでくると「そんなことするはずがない」という心のゆるみから歯軸の方向を間違えることがあるので、要注意である。

▼ 本来の歯髄の方向がわかりにくい症例

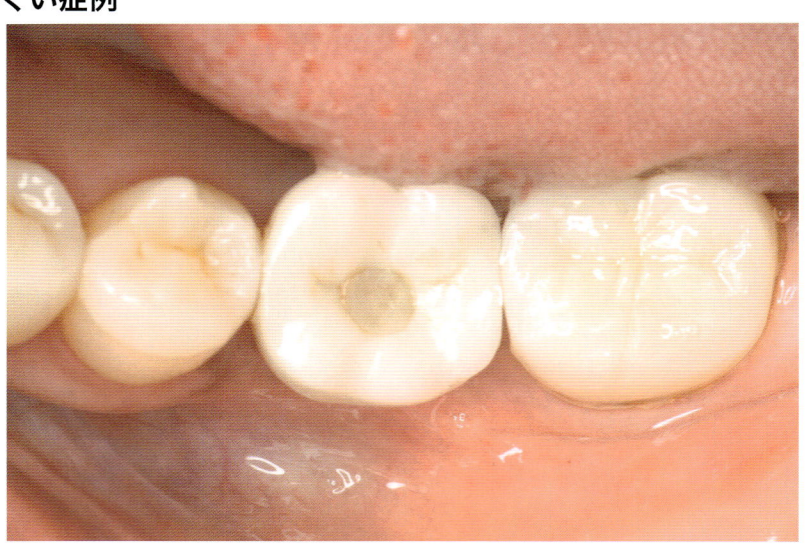

図06-1a　歯冠側から観察するときれいに並んでいるように見える。

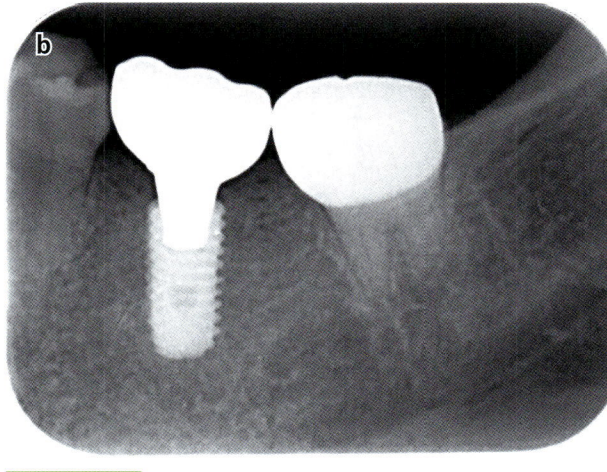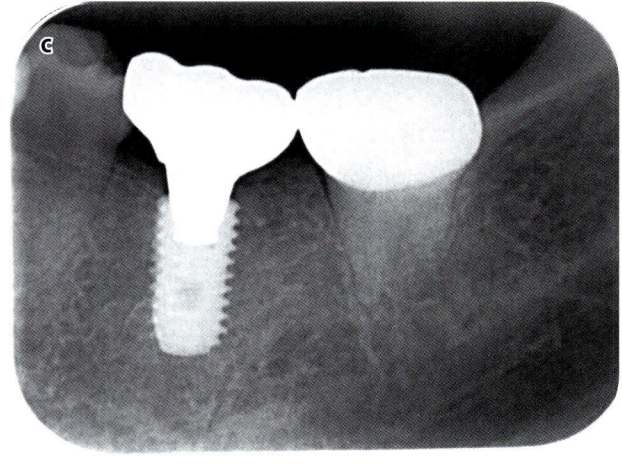

図06-1b、c 術前のデンタルエックス線写真（**b**：正放線撮影、**c**：偏遠心撮影）。下顎左側第二大臼歯の歯根が短く見える。偏遠心投影で、**歯軸と隣在するインプラント軸との角度が小さくなっている**ことから、歯軸は**舌側傾斜している**ことがわかる。

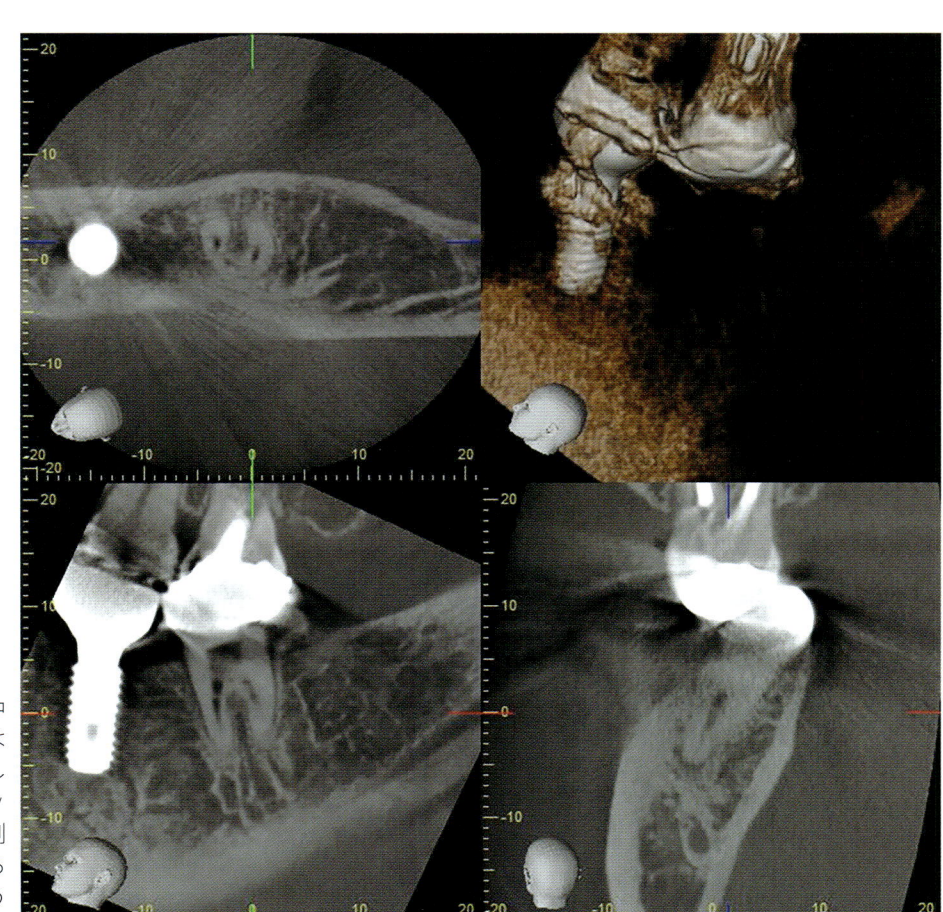

図06-1d 根管拡大形成中に撮影した CBCT 画像。やはり歯軸はかなり舌側に傾斜していた。術前のデンタルエックス線写真でこの傾斜を予測しないで、補綴装置の上から誤った方向に切削しないように注意が必要である。

19

07 常に「もう一根管あるのでは？」の思いで臨む

　根管治療失敗の原因は『感染源の取り残し』であり、『根管の見落とし』である。常に「ここにはもう一根管あってもおかしくない」と考えながら根管治療を行う必要がある。

　髄腔開拡から根管口の探索の時点で見落としている根管がないかを探すのは言うまでもないが、根管充填直前にも見落としている根管がないか最終チェックを行う。**EDTA でスメア層を除去したはずなのに根管壁の一部に削片が残っているような場合は、そこには側枝が存在するかもしれない。いや、側枝ではなく主根管がもう1つある場合もある。**このように、常に「もう一根管あるのではないか」と考えながらチェックすべきである（**図 07-1**）。

▼ 根管充填直前の最終チェックで発見された根管

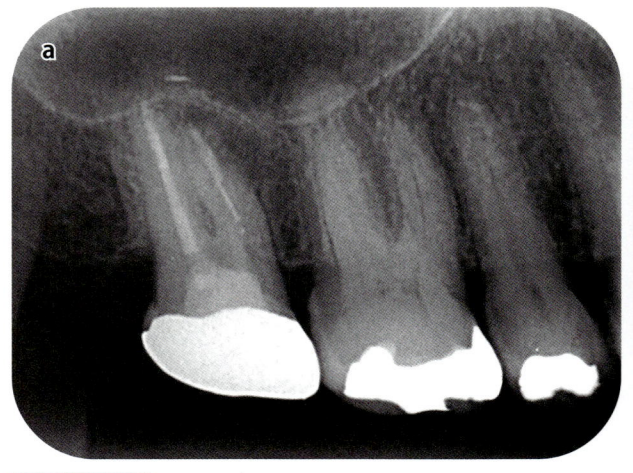 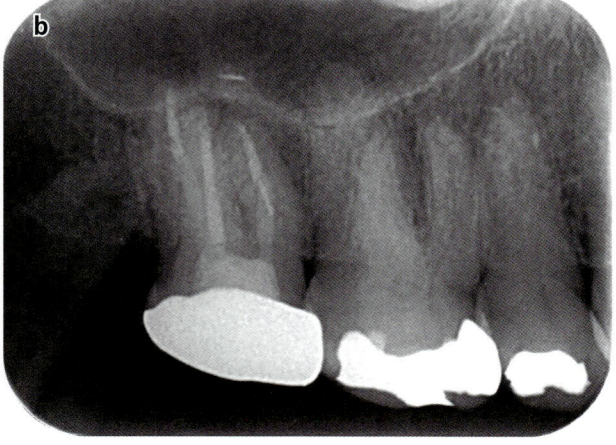

図07-1a、b 術前のデンタルエックス線写真（**a**：正放線投影、**b**：偏遠心投影）。

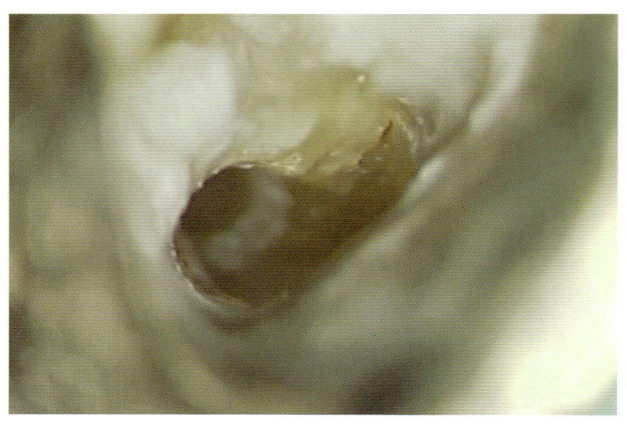

図07-1c 近心頬側第二根管は根管口直下で合流していると思われた。

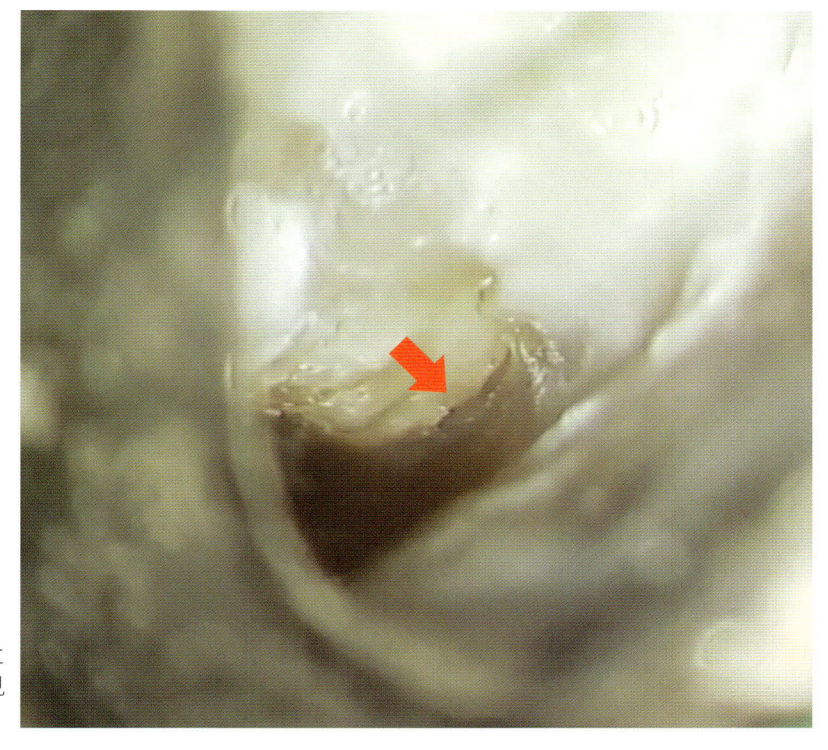

図07-1d 根管充塡直前の EDTA 処理により削片が除去されたところ、根管の見落とし（矢印部）が疑われた。

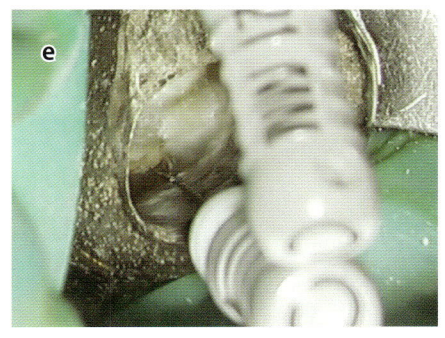

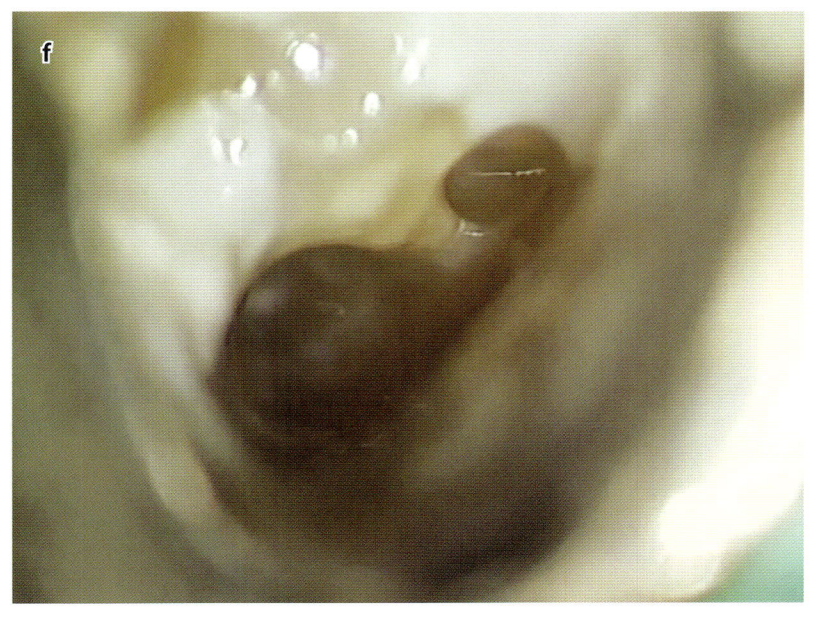

図07-1e、f #8 の C ファイルで根管を探索（ネゴシエーション）し、感染源の取り残しを確認した。

21

【PART 1 解剖のルール／参考文献一覧】

1. Cleghorn BM, Christie WH, Dong CC. Root and root canal morphology of the human permanent maxillary first molar: a literature review. J Endod 2006;32(9):813-821.

2. Seo DG, Gu Y, Yi YA, Lee SJ, Jeong JS, Lee Y, et al. A biometric study of C-shaped root canal systems in mandibular second molars using cone-beam computed tomography. Int Endod J 2012;45(9):807-814.

3. Kim HS, Jung D, Lee H, Han YS, Oh S, Sim HY. C-shaped root canals of mandibular second molars in a Korean population: a CBCT analysis. Restor Dent Endod 2018;43(4):e42.

4. Martins JNR, Marques D, Silva E, Carames J, Versiani MA. Prevalence Studies on Root Canal Anatomy Using Cone-beam Computed Tomographic Imaging: A Systematic Review. J Endod 2019;45(4):372-386 e374.

5. Orhan EO, Dereci O, Irmak O. Endodontic Outcomes in Mandibular Second Premolars with Complex Apical Branching. J Endod 2017;43(1):46-51.

6. Martins JNR, Francisco H, Ordinola-Zapata R. Prevalence of C-shaped Configurations in the Mandibular First and Second Premolars: A Cone-beam Computed Tomographic *In Vivo* Study. J Endod 2017;43(6):890-895.

PART 2

診断のルール

Rules of Diagnosis

08 術前のデンタルエックス線写真は 2方向から撮影する

　根管治療の前に撮影するデンタルエックス線写真は、正放線投影と偏心投影の2方向から撮影すべきである。なぜなら2方向から撮影することにより、三次元の立体像を頭の中で構築することができ、患歯の状態を立体的に把握することができるからである（**図 08-1 ～ 08-3**）。

　これは「CBCT を撮影するな」というのではなく、「撮影のタイミングを考えるべき」という話である。 後述のように実効線量は確実に CBCT のほうがデンタルエックス線写真より多い。**撮影する回数は最小限にすべきであり、第一選択は2方向からのデンタルエックス線写真撮影である。**

▼ **正放線投影のデンタルエックス線写真では2根管に見える第一大臼歯の症例**

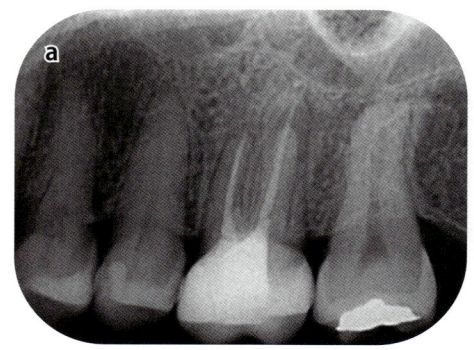 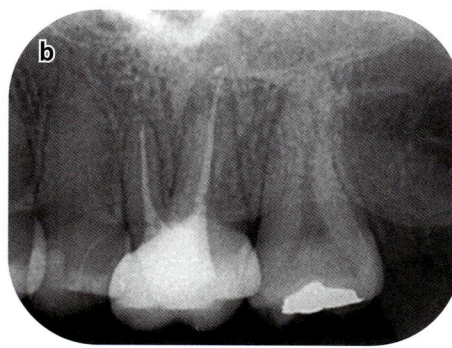

図08-1a、b 正放線投影（**a**）を撮影すると2根管が根管充填されている。遠心頬側根管と口蓋根管が重なっているためにそのように見えるのかと考えたが、偏遠心投影（**b**）を撮影すると同様に2根管しか根管充填されていないが、正放線で重なっていた遠心頬側根と口蓋根はやはり離れており、遠心頬側根管が未処置であることが読影できる。再根管治療の適応である。

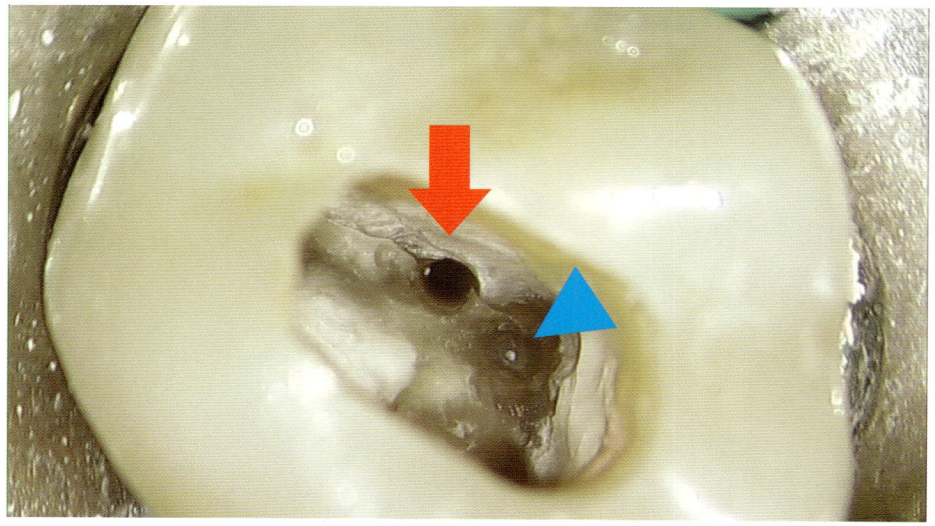

図08-1c 前医も遠心頬側根管（赤矢印）を探索したと思われ、髄床底にはその痕跡（青矢頭）があった。

▼ 3根管と穿孔があった症例

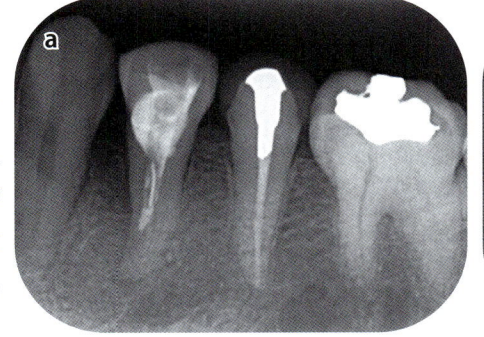
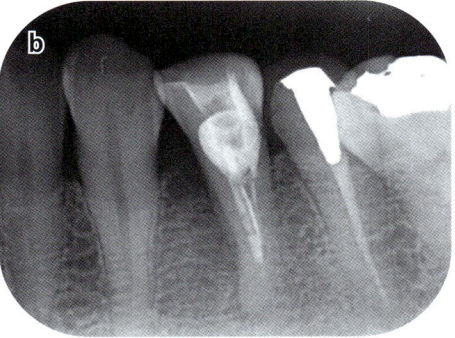

図08-2a、b 術前のエックス線写真（**a**：正放線投影、**b**：偏近心投影）。偏近心投影では歯根の中央部までしか根管充填されていないように思えるが、正放線投影と合わせて読影すると近心頬側方向への穿孔が疑われる。

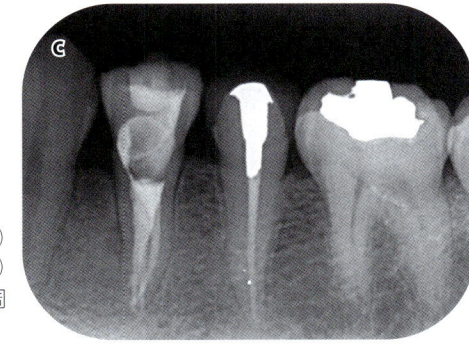
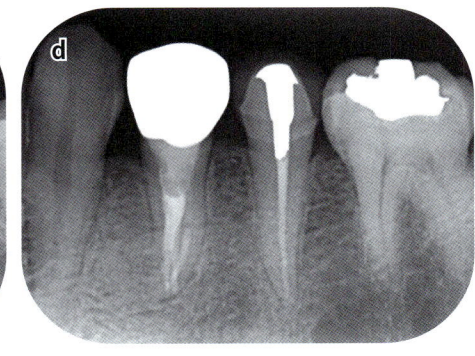

図08-2c、d 根管充填時（**c**）および根管充填後1年（**d**）のエックス線写真。穿孔部周囲にも骨再生が見られる。

▼ 未処置の遠心舌側根管を見落としていた症例

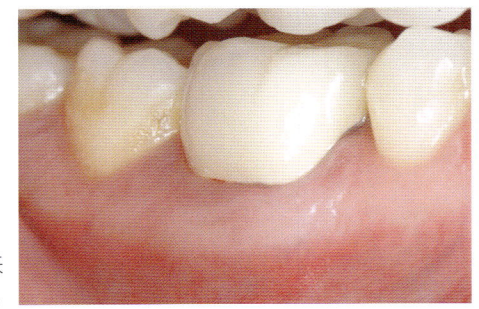

図08-3a 下顎右側第一大臼歯に違和感を訴えて来院。口腔内に腫脹や発赤などの炎症所見はなかった。

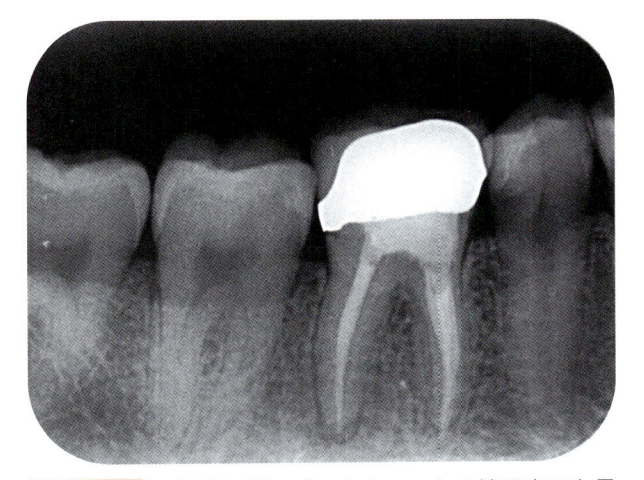

図08-3b 正放線投影のデンタルエックス線写真でも異常所見は認めなかった。今まで診察していた歯科医院では「何も問題はない」といわれていたとのこと。

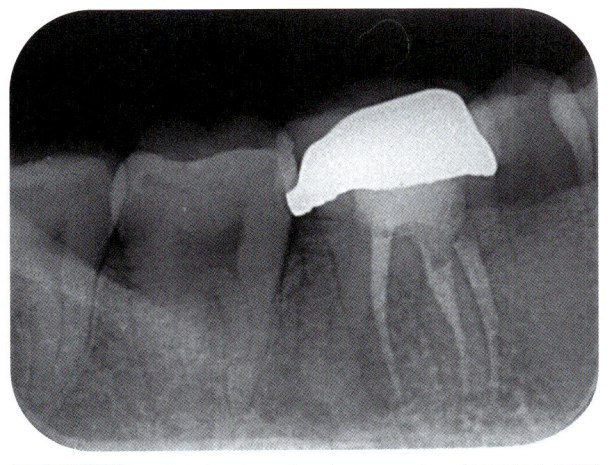

図08-3c 偏遠心投影のデンタルエックス線写真を撮影したところ、あきらかに未処置の遠心舌側根管を認めた。偏遠心投影にてデンタルエックス線写真を撮影しなければ、この未処置根管の存在には気がつかないだろう。

CBCT撮影はセカンドチョイス

　術前の診査において、すべての症例で CBCT を撮影する必要はない。CBCT が歯内療法にも有用であるのは事実であるが、デンタルエックス線写真などの他の撮影方法と比較し、そのメリットとデメリットをよく考え、患者の利益を優先すべきである。

デンタルエックス線写真がCBCT画像よりも有用性が高い理由

　デンタルエックス線写真であっても、正放線投影と偏心投影にて撮影することにより、未処置根管の存在や根管の湾曲など多くの情報を得ることができる。**デンタルエックス線写真はフィルムを被写体の近くに置くことができるため情報量も多く、その有用性についても理解しておくべきであろう。**

　またデンタルエックス線写真であれば、メタルポストが根管内に装着されている歯でもその位置関係を把握することが可能だが、CBCT 画像ではアーチファクトによりメタルポスト周囲の読影は困難となる（**図 09-1**）。

どんなシチュエーションで CBCT を撮影するのか？

　米国歯内療法学会と米国放射線学会の共同声明では「デンタルエックス線写真で判断できないような症例においてのみ、CBCT の撮影を考えるべき」と記載されている[1、2]。2015 年には Upgrade 版が発表され[3]、AAE の HP[4] にはさらに項目が追加された Upgrade 版が掲載されているので、ぜひ参照してほしい。

　歯内療法において CBCT が有効となるのは、

　　①術前にデンタルエックス線写真を撮影したが、確定診断に至らず、治療方針が決まらない症例
　　②術中に根管の湾曲がわからず、根尖まで穿通することができない症例
　　③術後に根管充塡がアンダーに見える症例

などがあげられる。

　外科的歯内療法の診査では CBCT を撮影したほうがよいという意見もあるが、骨欠損の大きさは術前のデンタルエックス線写真を 2 方向から撮影することにより三次元像をイメージすることができる

▲ AAE Cone Beam Computed Tomography

▲ AAE and AAOMR Joint Position Statement

▼ メタルポストが根管内に入っている症例の CBCT 画像

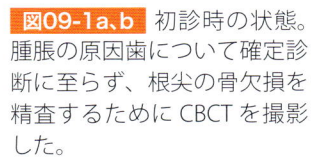

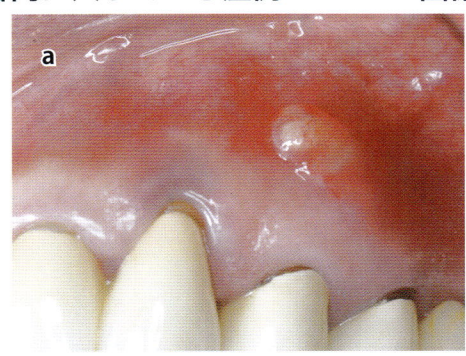
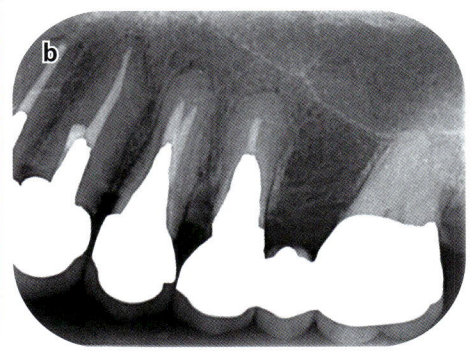

図09-1a、b 初診時の状態。腫脹の原因歯について確定診断に至らず、根尖の骨欠損を精査するために CBCT を撮影した。

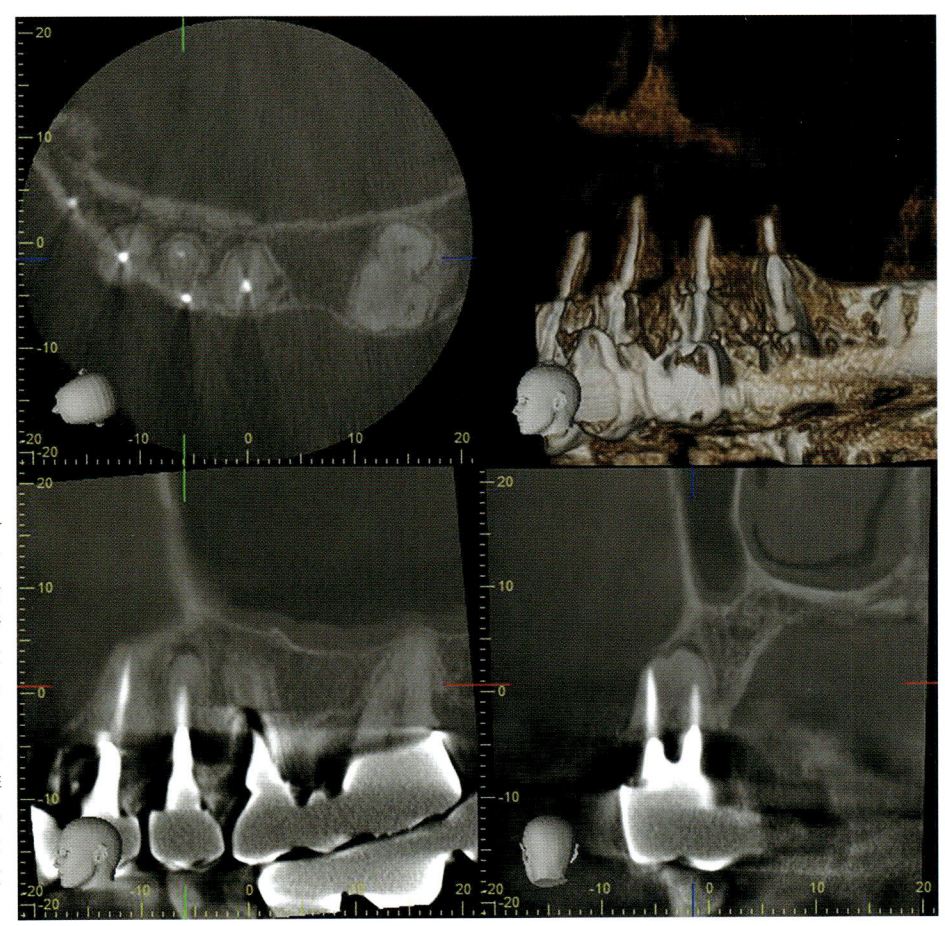

図09-1c 撮影された CBCT 画像。根尖の骨欠損については CBCT 画像でわかるが、歯頸部はメタルポストの影響で骨欠損の状態もはっきりしない。CBCT を術前に撮るデメリットの 1 つだろう。
最近はコンピュータ処理によりメタルアーチファクトを排除できるようになっているが、あくまでも画像処理によるものであることを忘れずに読影する必要がある。

ので、『解剖学的に外科処置によるリスクがあり、外科処置を行うかどうか治療方針が変わるような症例』でなければ、CBCT の撮影は不要と思われる。

臨床では、それぞれの撮影法によるメリットとデメリットをよく考え、被曝量を最小限にして最大限の情報を得るようにしたい。また、撮影したデンタルエックス線写真はすべて読影する義務がある。たまたま写った部位に重大な疾患があった場合、それを見落としてしまえば歯科医師の責任を問われることも肝に銘じておかねばならない。

「術前にデンタルエックス線写真を2方向から撮影する」というと、「2枚撮影するなら最初からCBCT画像を撮影したほうがいいのでは？」と思う人がいるかもしれない。

これはもっともな意見のように聞こえる。しかしCBCT画像では歯科材料（築造や根管充塡材）によるアーチファクトが生じてしまい、歯頸部の状態などの把握が難しいことがある（**図10-1**）。むしろデンタルエックス線写真を2方向から撮影したほうが、歯頸部歯槽骨の状態などを詳細に把握することができる場合も多い（**図10-2**）。

CBCTの実効線量は、小照射野で撮影してもデンタルエックス線写真の2～20倍になる（**表10-1**）。**CBCTを撮影するのであれば、根管内の歯科材料を除去した術中に撮影するほうが、根管の状態や歯周組織の状態を精査するうえでアーチファクトが少なくなり情報量が多くなる。**

もちろん、術前に他の歯を精査するために撮影したCBCT画像があるのであれば、その情報は最大限活用すべきであることは言うまでもない。

▼ アーチファクトにより読影困難な CBCT 画像の例

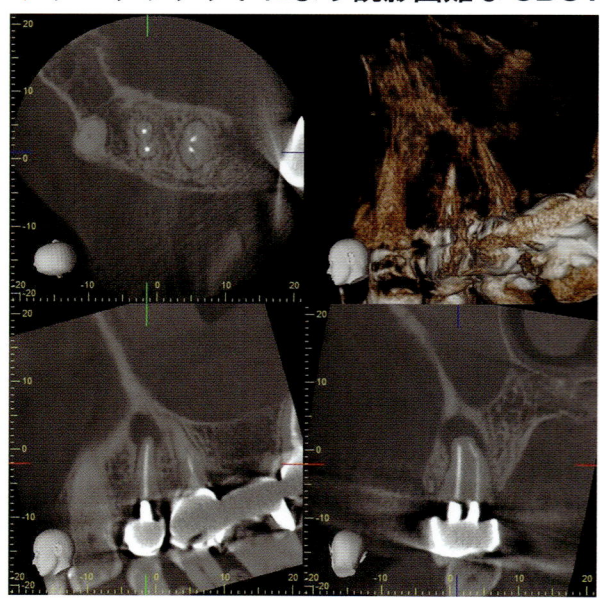
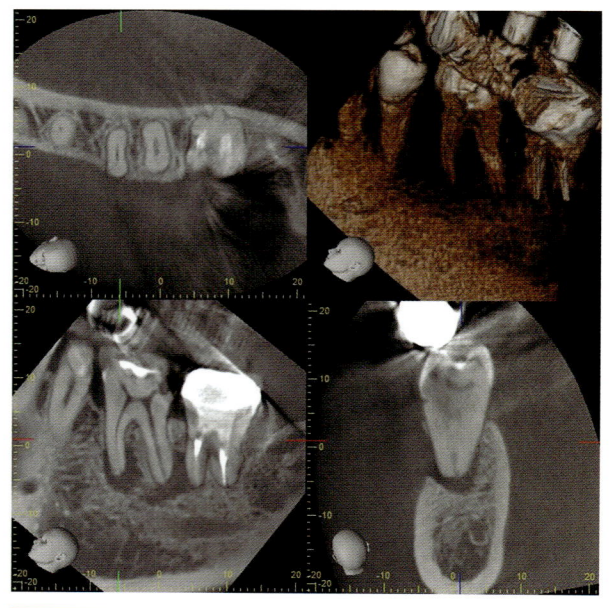

図10-1a 術前に撮影したCBCT画像の例①。メタルポストのアーチファクトにより歯頸部の状態が読影できない。

図10-1b 術前に撮影したCBCT画像の例②。下顎左側第二大臼歯遠心歯槽骨の状態は築造用レジンによるアーチファクトにより読影が困難である。

▼ CBCT 画像とデンタルエックス線写真の比較

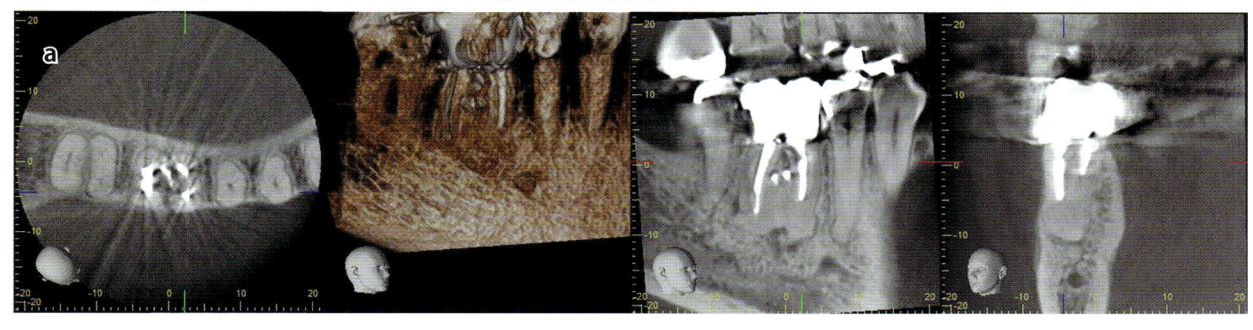

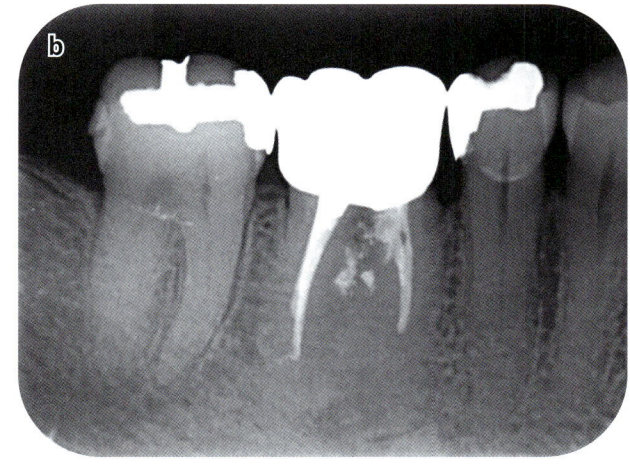

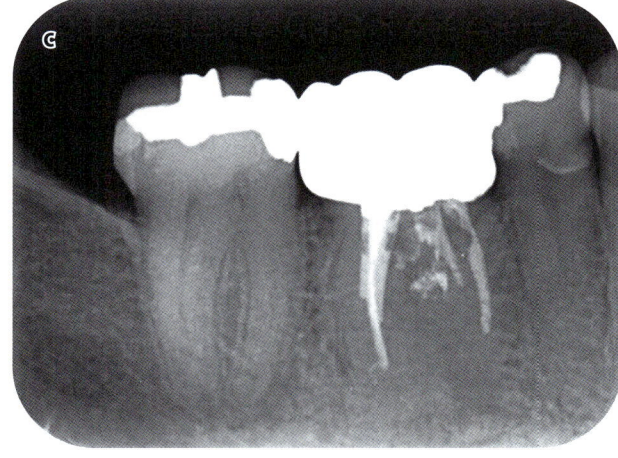

図10-2a〜c ストリップパーフォレーションを起こしているが、その状況は術前に撮影した CBCT 画像（**a**）よりも 2 方向から撮影したデンタルエックス線写真（**b**：正放線投影、**c**：偏遠心投影）のほうが情報量が多い。

表10-1 歯科用エックス線装置の実効線量（参考文献 5 より引用改変）

撮影装置（デジタル）	実効線量（μSv） ICRP 2007
CBCT 小照射野	19 〜 44
CBCT 中照射野	28 〜 256
CBCT 大照射野	68 〜 368
パノラマエックス線写真（デジタル）	14 〜 24
デンタルエックス線写真	2 〜 9

エックス線透過像の有無で一喜一憂しない

治療後にもかかわらずエックス線透過像を認める理由

　根管治療を行ったにもかかわらず、エックス線透過像が根尖部に見られると、「治っていないのではないか？」と考える歯科医師は少なくない。

　では、そもそも根管治療による根尖病変の治癒にはどれくらいの期間が必要か、読者諸氏はご存知だろうか？　**病変の大きさにもよるが、エックス線写真にて骨再生の終了が確認できるようになるには1～2年の期間が必要である**[6]。もし患歯の根管治療が昨年行われたばかりであれば、その根尖に見られるエックス線透過像は治癒過程かもしれない（**図 11-1**）。

　また、大きな根尖病変があったような症例では、根尖に瘢痕治癒が生じることも珍しくない。数年経っても根尖にエックス線透過像が見られる症例（**図 11-2**）は、瘢痕治癒になっている可能性もある[7]。

「エックス線透過像＝病変」ではない

　エックス線透過像が意味するのは『骨欠損』である。そこに慢性炎症が存在するかどうかは他の診査結果を踏まえて診断すべきであり、**エックス線透過像だけを見て「ここに炎症がある」と判断するのは間違っている**。「エックス線透過像＝病変」ではないのである。　**そもそもエックス線透過像でわかるのは病変の有無でない。**病変かどうかは他の診査結果も踏まえて診断すべきであることを肝に銘じてほしい。

　医療には必ず診断があり、その診断に基づいて治療方針が決まる。日々の臨床に追われてしまうと、この大原則を忘れてしまいがちとなるので注意が必要である。

▼ 根管充塡前後のエックス線透過像の推移

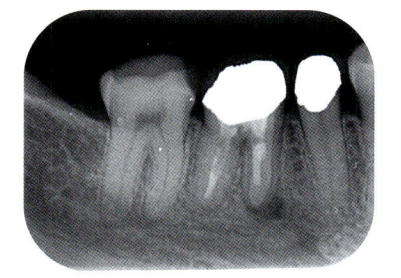

図11-1a 術前の状態。

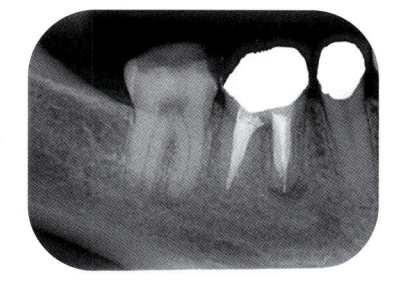

図11-1b 根管充塡直後の状態。この時点で根尖にエックス線透過像を認めても、治癒過程であれば問題はない。根管充塡時には、その他の炎症所見（腫脹や瘻孔など）がないかをチェックする。

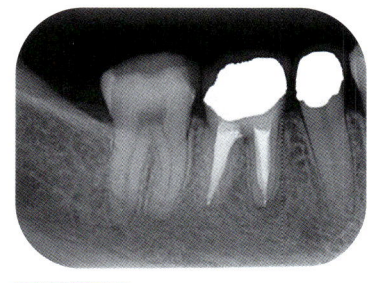

図11-1c 根管充塡後1年の状態。根管充塡された根尖のエックス線透過像で骨再生が確認されるには1年程度の時間を要することもある。

▼ 瘢痕治癒になるとエックス線透過像は消失しない

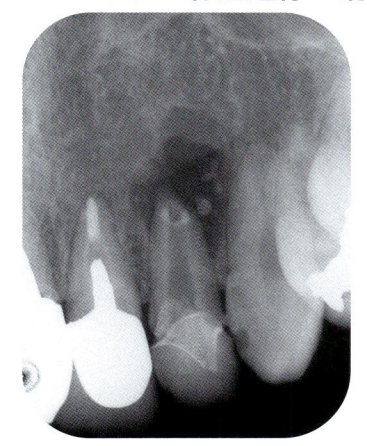

図11-2a 来院時の状態。すでに根尖切除術を2回受けており、再発を繰り返していたため、再根管治療を開始していた。しかし根尖からの排膿が止まらず、歯内療法専門医へ紹介された。

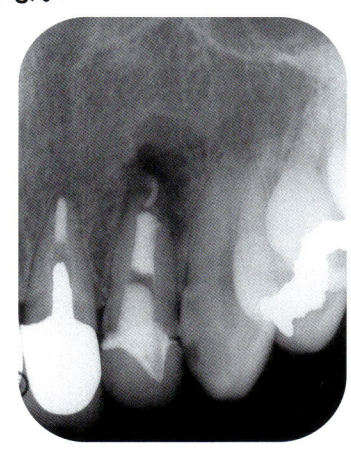

図11-2b 当院にて根管充塡まで行った。

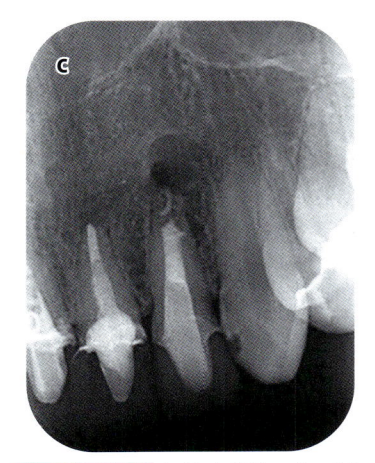

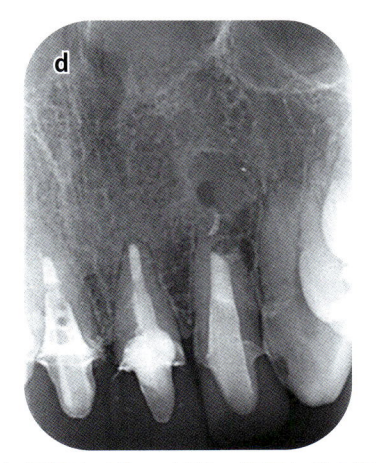

図11-2c、d 根管充塡後2年（**c**）と9年経過時（**d**）の状態。腫脹などの再発はないが、根尖から離れたところにエックス線透過像が残っている。これは瘢痕治癒によるエックス線透過像であり、問題はない。経過は良好である。

12 エックス線透過像があるからといって 根管治療が必要とは限らない

エックス線透過像が根尖部に認められても、根管治療を必要としないことがある。それは『セメント質異形成症』である（**図 12-1**）。**セメント質異形成症のエックス線透過像を根尖病変と思って根管治療（抜髄）を行ってはいけない。**

鑑別診断のコツは、歯髄診をしっかり行うことである。**セメント質異形成症の歯髄は正常であるため、歯髄診に反応があるはずである。**もちろん偽陰性で反応しないこともあるので、複数の歯髄診断法を行い、疑わしいときには日を変えて再診査する必要もあるだろう。

コラム　診断名のつけかた

冷刺激による歯髄診や電気歯髄診では、可逆性歯髄炎か不可逆性歯髄炎かはわからない。「歯髄が生きているかどうか」、もっといえば「歯髄中の神経が反応しているかどうか」しかわからない。化膿性歯髄炎や漿液性歯髄炎という診断名を以前は使っていたが、これは病理切片にしなければわからない。可逆性歯髄炎か不可逆性歯髄炎かを診断するには、その他の診査項目（腫脹、排膿、根尖相当部圧痛、打診痛など）も考慮して確定診断をする必要がある。

米国歯内療法学会（American Association of Endodontists）では、歯髄の診断と根尖部歯周組織の診断を分けて考えている。この診断名のつけかたがわかりやすい。

【歯髄の診断名】
- 正常歯髄　（normal pulp）
- 可逆性歯髄炎　（reversible pulpitis）
- 症候性不可逆性歯髄炎
　　　（symptomatic irreversible pulpitis）
- 無症候性不可逆性歯髄炎
　　　（asymptomatic irreversible puipitis）
- 歯髄壊死　（pulp necrosis）
- 既治療歯　（previously treated）
- 既治療開始歯
　　　（previously initiated therapy）

【根尖部歯周組織の診断名】
- 正常根尖組織　（normal apical tissues）
- 症候性根尖性歯周炎
　　　（symptomatic apical periodontitis）
- 無症候性根尖性歯周炎
　　　（asymptomatic apical periodontitis）
- 急性根尖膿瘍　（acute apical abscess）
- 慢性根尖膿瘍　（chronic apical abscess）
- 硬化性骨炎　（condensing osteitis）

▼ セメント質異形性症のデンタルエックス線透過像の例

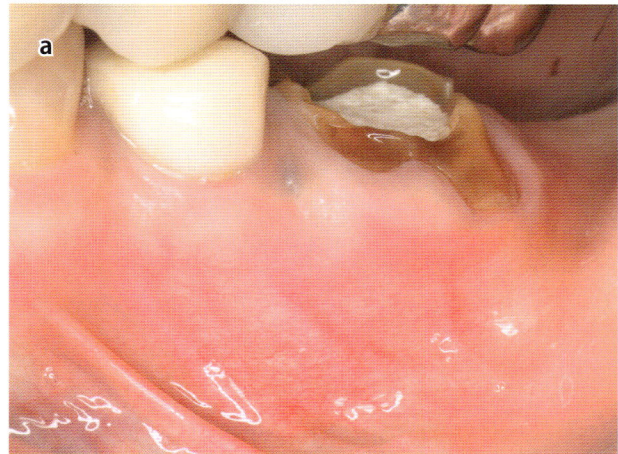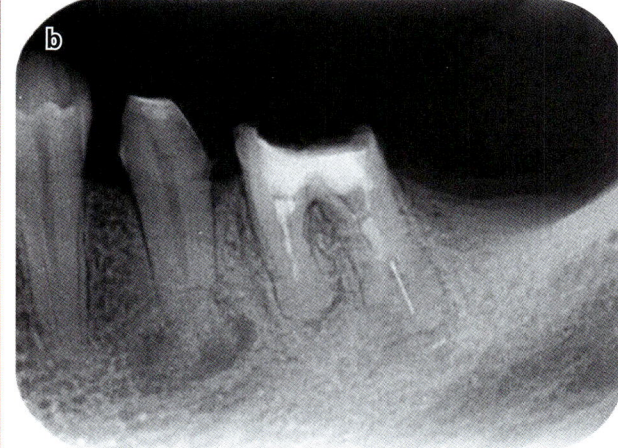

図12-1a、b 下顎左側第一大臼歯術前の口腔内写真およびデンタルエックス線写真。根管内には破折ファイル様のエックス線不透過像を認める。下顎左側第二小臼歯にもエックス線透過像を認めるが、歯髄診に反応があり、依頼元の口腔外科ではセメント質異形成症という診断だった。

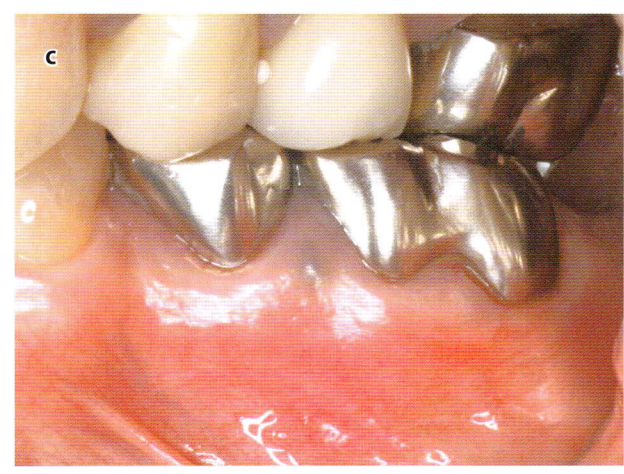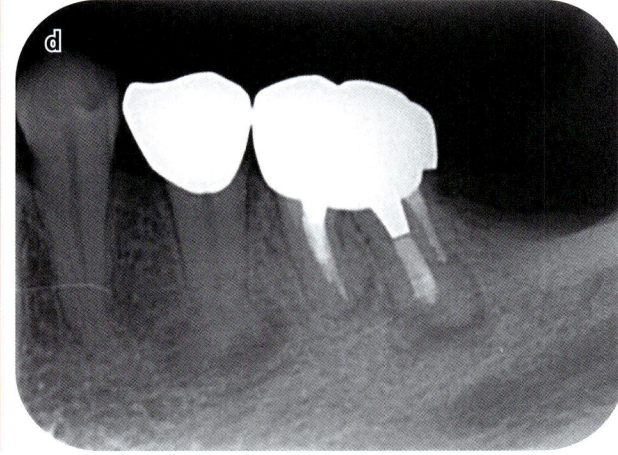

図12-1c、d 根管充塡後1年の状態。口腔内に腫脹や発赤など明らかな炎症所見の再発は見られない。下顎左側第一大臼歯遠心根根尖部のエックス線透過像が気になる。下顎左側第二小臼歯は生活歯という診断のもと補綴処置を終え、経過観察中である。

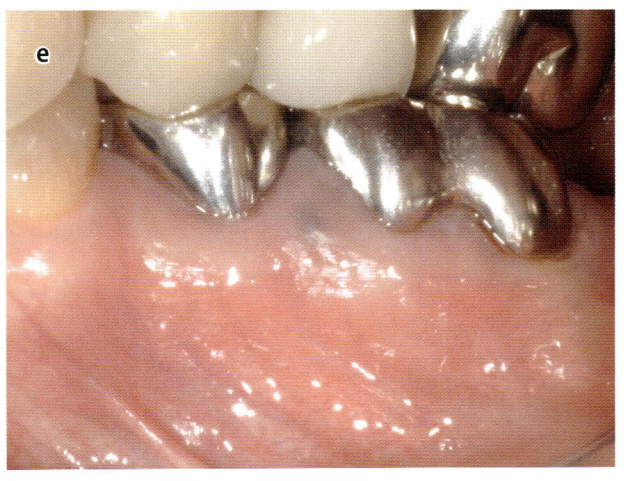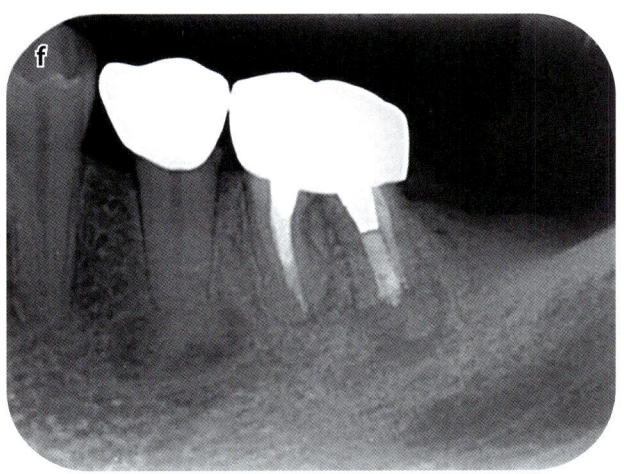

図12-1e、f 根管充塡後2年の状態。セメント質異形成症という診断の下顎左側第二小臼歯に腫脹などの炎症所見はなく、エックス線透過像も変化は見られない。引き続き経過観察を行う。

エックス線写真では根管の湾曲を見よ

エックス線透過像の大きさは問題ではない

　エックス線透過像の大きさを見て、「治りにくい」と判断してはいけない。筆者の経験では、エックス線透過像の大きさよりも、発症時期のほうが難易度を上げる要因と感じている。

　大きなエックス線透過像でも、『抜髄時期が半年前』というような症例では、適切な治療を行うことによりエックス線透過像はすみやかに消失する。しかし、いくらエックス線透過像が小さくても、『腫脹発症時期が十数年前で、その後も腫れを繰り返していたが放置していた』というような症例では、根管治療では治癒せず、外科的歯内療法の適応となることが多い。これは、根尖孔外（セメント質など）の感染が原因ではないかと思われる。

▼ ２枚のデンタルエックス線写真でも読影が難しい根管を有する症例

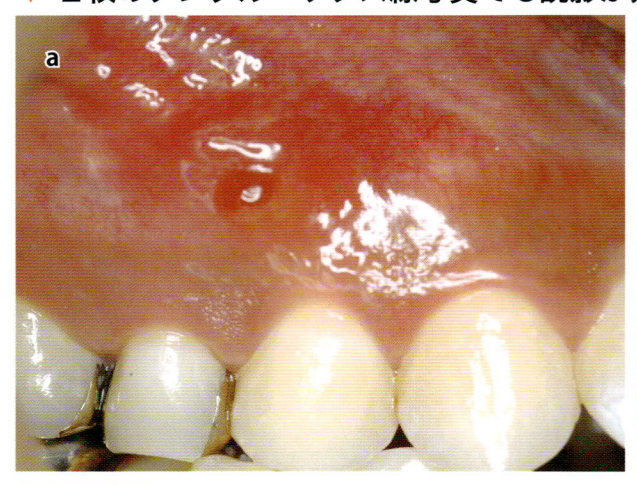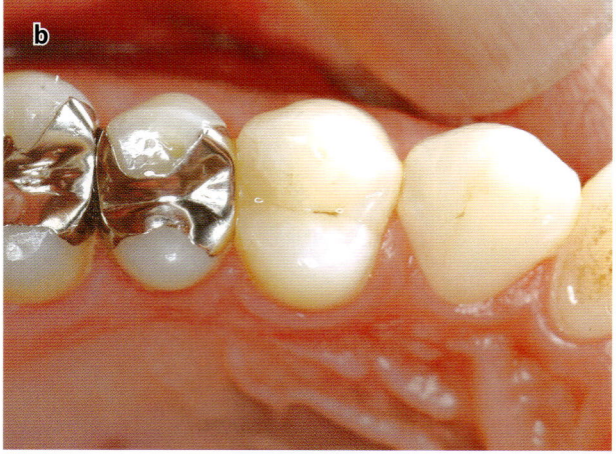

図13-1a、b　上顎右側第一・第二小臼歯間に腫脹が見られる。電気歯髄診および冷刺激に対し、第二小臼歯は反応しない。

エックス線透過像だけでは確定診断は不可能

　エックス線透過像だけでは歯根嚢胞かどうかの確定診断はできない。エックス線透過像の境界が明瞭であれば『歯根嚢胞様』ということはできるかもしれないが、確定診断は病理検査を仰がなければわからない。

　また病理検査であっても、摘出した一部の組織の所見であれば、歯根嚢胞かどうかはわからないであろう。

デンタルエックス線写真で見るものは2つ

　では、デンタルエックス線写真では何を見るのであろうか？　答えは、「**骨欠損の広がり**」と「**根管の湾曲**」である。

　まず、2方向から撮影したデンタルエックス線写真を見て骨欠損の広がりを考えるが、その広がりの中心付近に問題がある。たとえば**根尖を中心に骨欠損が広がっているのであれば根管内の感染を疑うことができ、歯根を取り囲むように骨欠損が広がっているのであれば歯根破折などを疑うことになる。**

　次に、根管の湾曲を頭の中で三次元像に構築する。根管が複雑に湾曲しているような場合は、治療の難易度が上がる（**図13-1**）。

　なお、根管の湾曲から根尖孔の位置を考えるが、骨欠損の広がりと根尖孔の位置関係を考え、原因が根管内の細菌感染なのか検討してほしい。

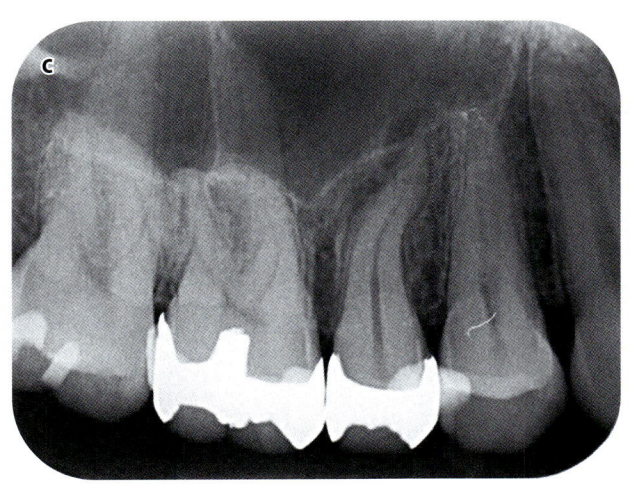
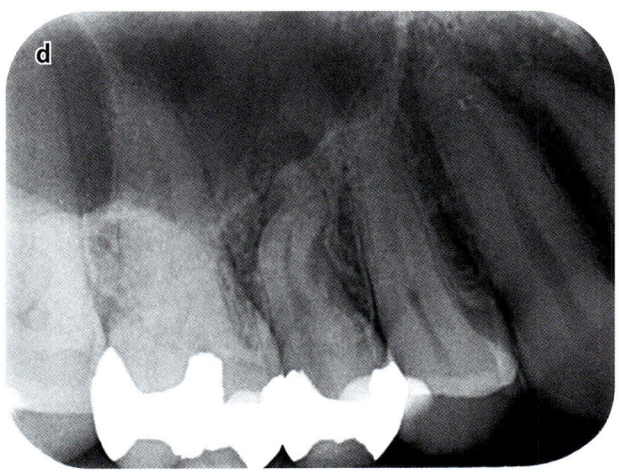

図13-1c、d 正放線投影（**c**）と偏近心投影（**d**）のデンタルエックス線写真。第二小臼歯根尖にエックス線透過像が見られることから、第二小臼歯の歯髄壊死および慢性根尖性歯周炎が疑われる。最後の診査項目は『無麻酔での切削診』であろう。切削診の結果、第二小臼歯は歯髄壊死を起こしていた。問題は根管の湾曲である。二重に湾曲していることは正放線のデンタルエックス線写真（**c**）でわかるが、その先はどうなっているのだろうか？　この第二小臼歯の根管は、1つ目の湾曲で近心口蓋側方向に湾曲し、2つ目の湾曲で若干頬側寄りに湾曲している。とても難しい症例だが、術前のデンタルエックス線写真でそこまでの立体像を頭の中でイメージする必要がある。

14 歯髄の生死の判定は、冷刺激診 ➡ 電気歯髄診 ➡ 切削診の順で行う

冷刺激診か、温刺激診か、電気歯髄診か、それとも…

「歯髄が生きているかどうか」は、歯髄の血流で判断する。もっとも確実なのは、レーザードップラーやパルスオキシメーターである[8]が、残念ながら一般歯科医師が臨床で使用するのは難しい。診査方法により感度（sensitivity）と特異度（specificity）が異なるので、その診査の特徴を把握しておく必要がある。

冷刺激による歯髄診は「感度が高い」ことが報告されている[8]。感度が高いということは「生活歯髄を生活歯」と判断する確率が高いということで、失活歯の見逃しが少なくなる。

温刺激による歯髄診は感度も特異度も低く[8]、あまり信頼性の高い診査法とはいえないことから、筆者は使用しない。

電気歯髄診は、感度こそ低いものの特異度が高い[8]ので、「失活歯髄を失活歯」と判断するには優れている。

いずれの診断法にも偽陽性と偽陰性が生じるため、最後の診査は切削診である。しかし、切削診は無麻酔で削るため患者に恐怖感を与えてしまう可能性があることも考慮する必要がある（**図14-1**）。

感度（sensitivity）
有病者を正しく陽性と判断できる割合

特異度（specificity）
健常者を正しく陰性と判断できる割合

日常臨床における歯髄診のステップ

以上のことから、

1）まず冷刺激を行い、冷刺激で反応するのであれば生活歯である可能性が高い。電気歯髄診を行い、反応があれば生活歯である可能性を裏づける結果になる。

2）冷刺激で反応がないのであれば、生活歯である可能性はほぼないだろう。電気歯髄診で反応がないことで裏づけも取れるが、最後は切削診により歯髄の生死を判断する。

補綴装置の装着されている歯では歯髄診が難しいが、冷刺激は補綴装置が装着されている歯でも適応可能である。金属冠の場合には天然歯よりも冷却できる可能性があり、陶材焼付金属冠やオールセラミックスでも天然歯と同様の冷却ができる[9]。

この場合は、スポンジよりも綿球の使用が望ましいともいわれている。

▼ 切削診の症例

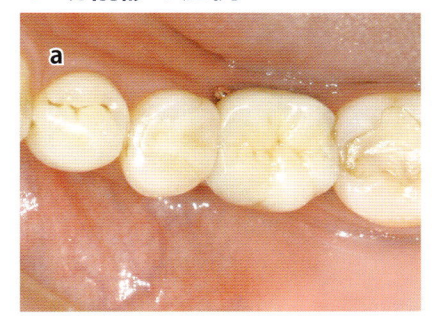
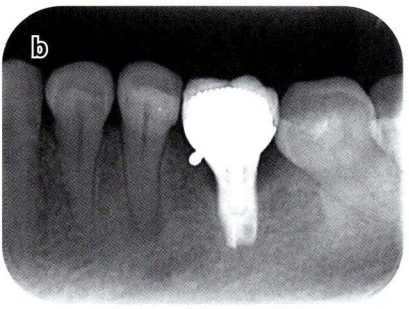
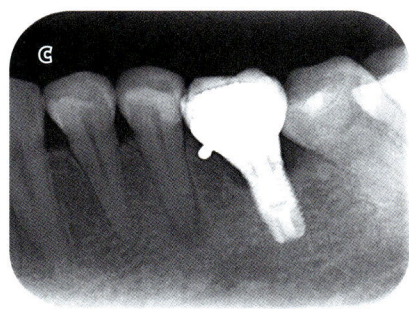

図14-1a〜c 来院時の口腔内写真とデンタルエックス線写真（**b**：正放線投影、**c**：偏近心投影）。患歯は下顎左側第二小臼歯。冷刺激および電気歯髄診に反応がなく、根尖にはエックス線透過像が見られる。診断名は歯髄壊死、無症候性根尖性歯周炎である。

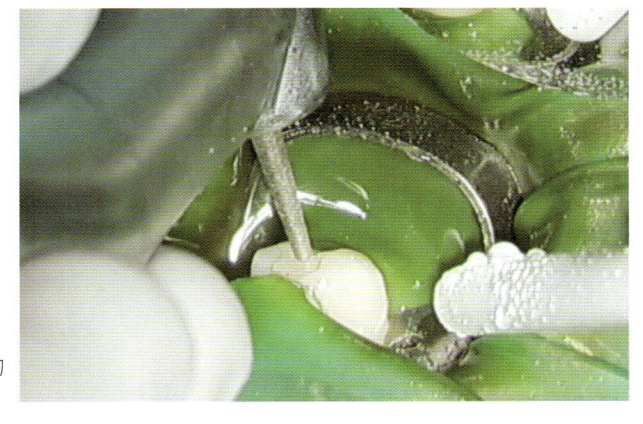

図14-1d ラバーダム装着後、同意を得て無麻酔で充塡物を切削（切削診）した。

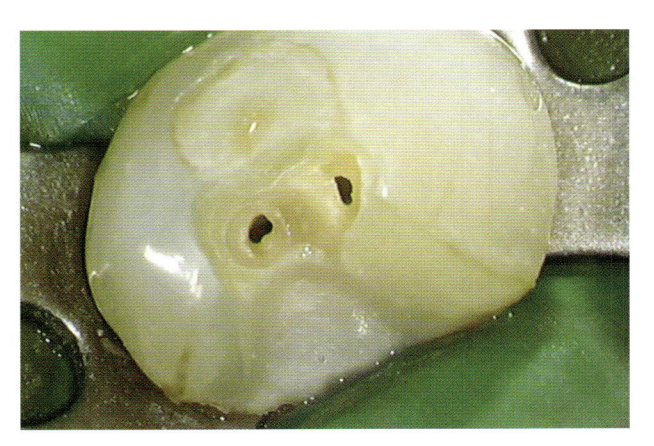

図14-1e 点状露髄をしたが、出血は認めなかった。

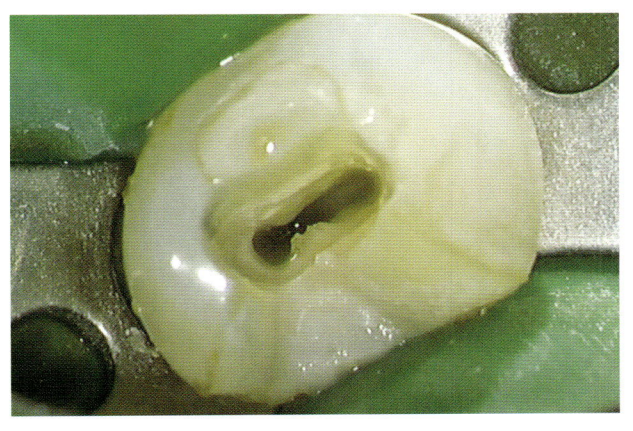

図14-1f 天蓋を除去すると、髄腔内は歯髄壊死の状態であった。

内部吸収と外部吸収を見分けよ

歯根吸収を見つけたとき、それが内部吸収なのか外部吸収なのかを見分ける必要がある。どちらの吸収かによって、治療方針が大きく変化するからだ。

内部吸収を見つけたときの対処法

内部吸収は歯髄の慢性炎症から生じている。多くの場合無症状であり、たまたま撮影したデンタルエックス線写真で見つかることがほとんどである。歯髄に慢性炎症が生じた原因ははっきりしないことが多く、慢性的な弱い刺激が原因の1つともいわれている。

いずれにせよ、『**内部吸収が生じている**』ということは歯髄には**炎症が生じており、そのまま放置すると吸収は歯根表面にまで達してしまい、治療も格段に難しくなる。**症状が現れるのは歯根表面まで吸収が進んだ後であり、症状が出るまで放置してはいけない。**内部吸収を発見した時点で、すみやかな抜髄処置が必要となる。**

外部吸収を見つけたときの対処法

外部吸収は、何らかの刺激によりセメント質に損傷が生じたことが原因であると考えられる。**外部吸収を見つけた場合は、まずその原因（打撲、矯正力、外傷性咬合など）を突き止め、すみやかにその原因を排除する必要がある。**

外部吸収の治療法としては、水酸化カルシウムの長期貼薬が有効[10]と考えられている。長期貼薬が有効と考えられているが、吸収窩の外科的掻把が原則である。

内部吸収と外部吸収の見分けかた

内部吸収と外部吸収の治療方針がまったく異なる以上、吸収像が内部吸収なのか外部吸収なのかを診断する必要がある。たまたま撮影したデンタルエックス線写真で吸収像が認められた場合、そのデンタルエックス線写真が2方向で撮影されているのであれば診断は比較的容易である。**内部吸収であれば吸収像と根管はどの方向から撮影しても重なっており、吸収の内部に根管壁は写らない（図 15-1）。一方、外部吸収であれば方向を変えたデンタルエックス線写真で吸収像は根管から離れていくことがあり、吸収の内部に根管壁が認められることがある。**

もしどうしても判断がつかない場合には、CBCT 撮影が有効である。診断によって治療方針が大きく変わることから、このような場合こそ CBCT が活躍する場面である。

▼ 典型的な内部吸収像とその特徴

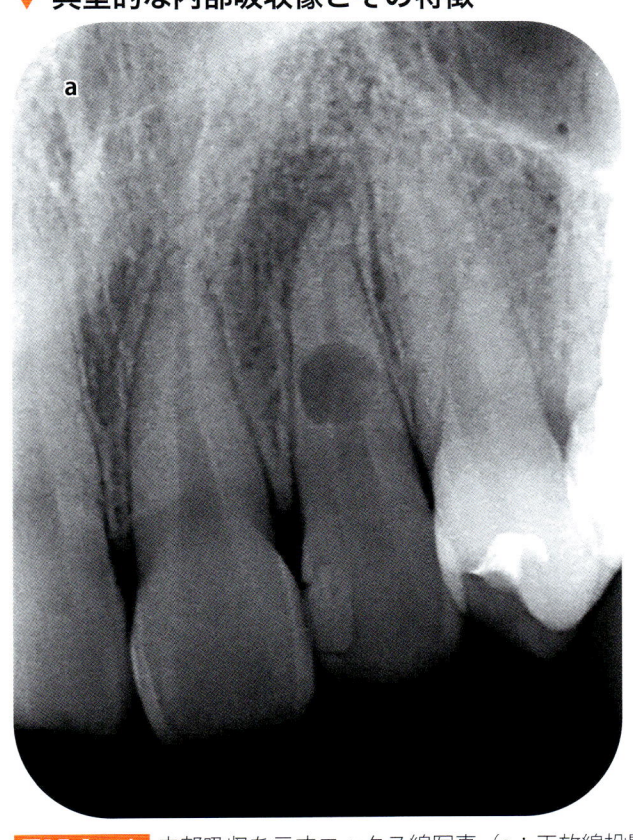 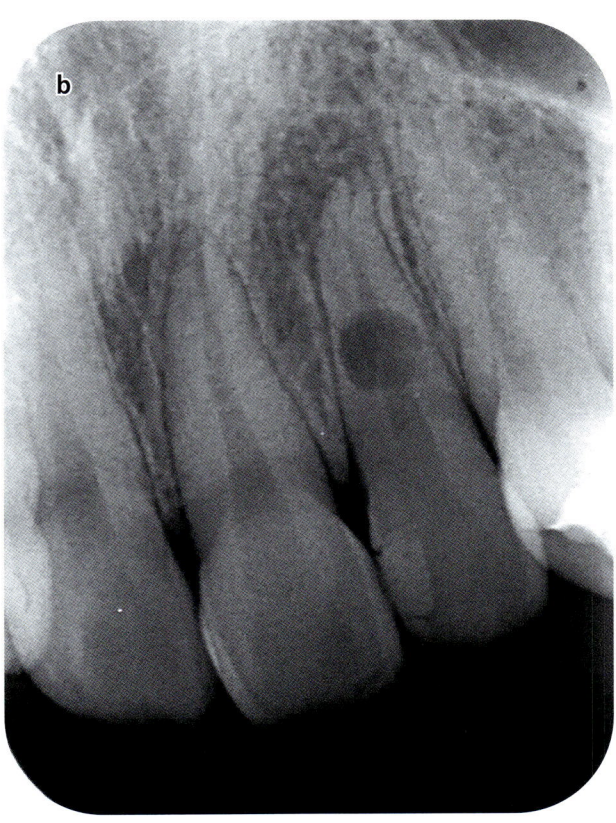

図15-1a、b 内部吸収を示すエックス線写真（**a**：正放線投影、**b**：偏遠心投影）。内部吸収であれば吸収像と根管はどの方向から撮影しても重なっており、吸収の内部に根管壁は写らない。

歯頸部外部吸収（External cervical resorption）の診断と対処法

Pubmed で「External cervical resorption」と検索すると 356 件の論文がヒットするが、その論文数はここ 15 年ぐらいで右肩上がりに増加している（**図 15-2**）。このことは CBCT の普及により歯頸部外部吸収が発見される頻度が増してきていることに起因しているのかもしれない。

歯頸部外部吸収は、歯頸部の歯根膜やセメント質の損傷もしくは欠如によると考えられている。外傷や矯正治療なども原因の 1 つと考えられるが、その原因はまだはっきりしているわけではない。侵襲性歯頸部外部吸収というように侵襲性という言葉がつくこともあり、発見が遅くなると治療は難しくなっていく。

診断には CBCT を用いることが必須である（**図 15-3**）。European Society of Endodontology のポジションペーパー[11] では、吸収の広がりを「吸収の深さ」「歯根横断面への広がり」そして「歯髄腔への到達度」で分類（**図 15-4**）し、その分類に応じて治療方針を立てることを推奨している。

治療方針としては、
- 吸収窩の外科的搔把、必要に応じて歯内療法
  （分類：1Ad、2Ad、2Bd、1Ap、2Ap、2Bp）
- 根管治療および根管内部からの修復
  （分類：2Cp、2Dp、3Cp、3Dp）
- 意図的再植術（分類：3Ad、3Bd）
- 定期チェック（治療ができない歯：2-4Dd、2-4Dp）
- 抜歯（治療ができない歯）

などが考えられる。

いずれにしても早期発見、早期治療が重要である。

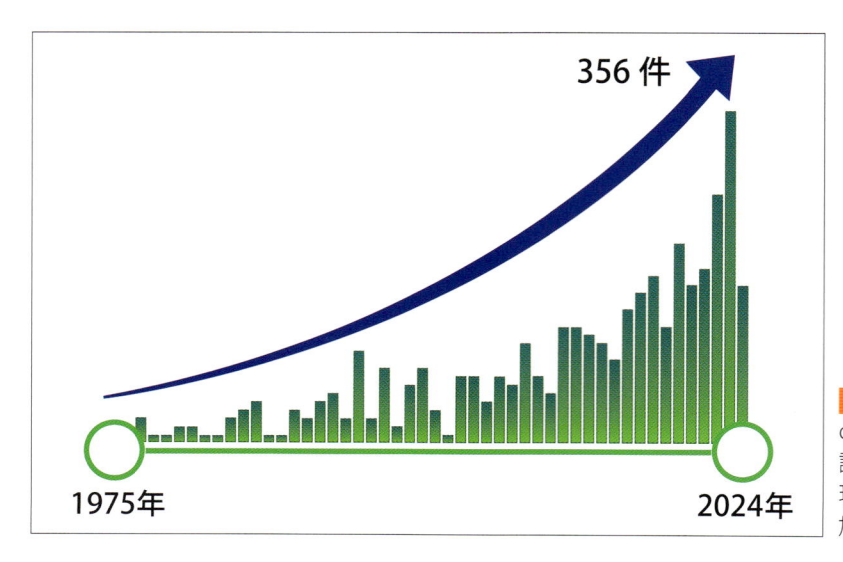

356 件

1975年　　　　　**2024年**

図15-2 Pubmed にて External cervical resorption を検索した結果、356 件の論文がヒットしたが（2024 年 6 月 14 日現在）、ここ 15 年ほどで右肩上がりに増加している。

▼ 上顎右側中切歯に生じた歯頸部外部吸収症例

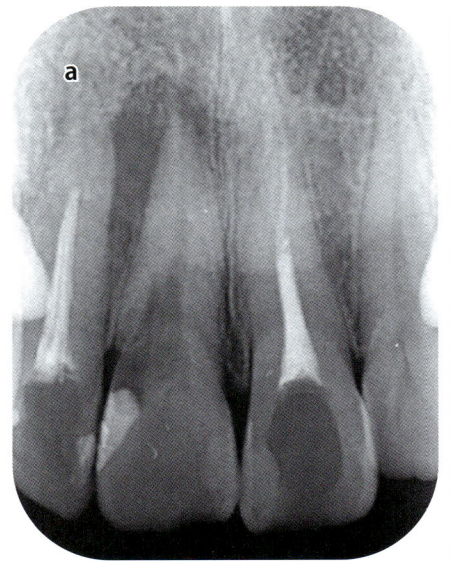

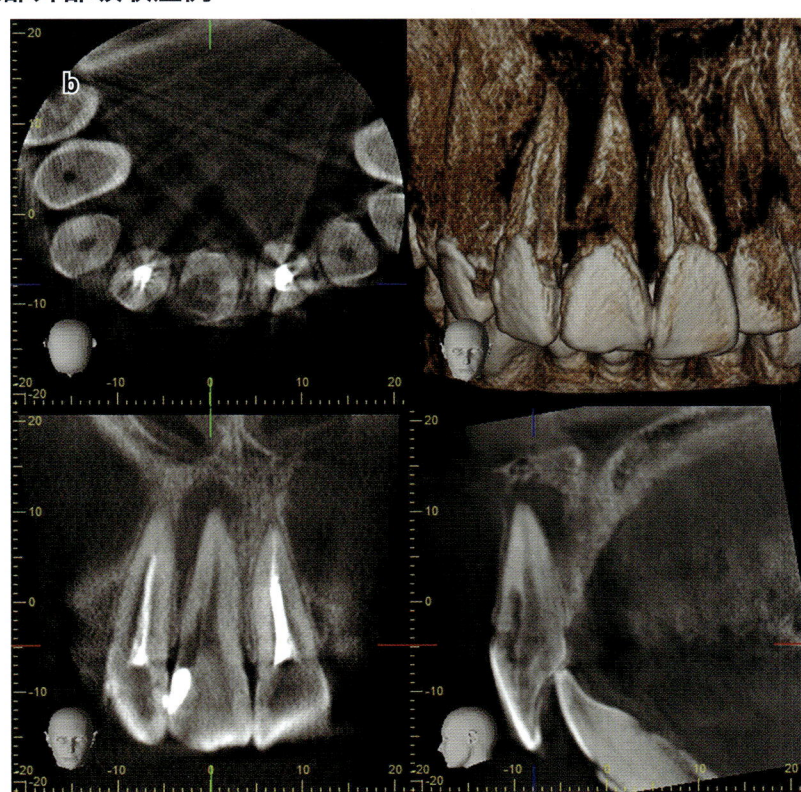

図15-3a、b 上顎右側中切歯に生じた歯頸部外部吸収。診断は3Bp（**図15-4**参照）。根管治療を行うことが選択肢の1つだが、薬液の漏洩による歯周組織への影響、術後の審美的な問題の可能性なども十二分に説明しておく必要がある。

吸収の深さ	歯根横断面への広がり	歯髄腔への到達度
1：セメント－エナメル境レベル（骨縁上）	A：≦90°	d：象牙質に限定した病変
2：歯冠側 1/3 まで	B：＞90°～≦180°	p：歯髄萎縮の可能性
3：歯根の中央まで	C：＞180°～≦270°	
4：根尖側 1/3 まで	D：＞270°	

図15-4 歯頸部外部吸収の三次元的分類（参考文献11より引用改変）。

16 マイクロスコープを過信しない

マイクロスコープの導入は、歯内療法に大きな変化をもたらした。従来は手探りで行っていた根管の探索をマイクロスコープ下で精査することができるようになったからである。

そんなマイクロスコープだが、やはりそれだけでは治療がうまくいくわけではない。特に再根管治療の場合、前医がどのような根管形成を行っているのかはっきりわからないため、本来の根管と違う方向を切削してしまうことがある。

根管内だけを凝視していると、誤った方向を切削していることに気づかないことがある（図 16-1）。常にデンタルエックス線写真などをよく見て、根管の解剖を念頭に入れながら、根管の湾曲を考えて治療を進めていくことが肝要である。

マイクロスコープは歯内療法に必須ではあるが、あくまでも道具である。それ以外の器材や知識を総動員して、治療に臨むようにしたい。

コラム　おかしいと思ったら、一歩引いて見なおす

「木を見て森を見ず」とはちょっと違うが、マイクロスコープで強拡大視野を見ていると、いつのまにか違う方向を削ってしまうことがある。これを防ぐには、**「切削するときには弱拡大で、チェックするときには強拡大で見る」**ようにするとよい。「拡大率を変えることができる」ことがマイクロスコープの利点の１つである。強拡大で切削していると思わぬミスに繋がるので、要注意である。

もし、「あれ？おかしいぞ」と思ったら、一旦マイクロスコープから目を離して、エックス線写真や CBCT 画像を確認し、弱拡大でもう一度見直す、というような「一歩引く」勇気を持ってほしい。

▼ マイクロスコープを覗いているだけでは見落としがちな近心頬側根管の例

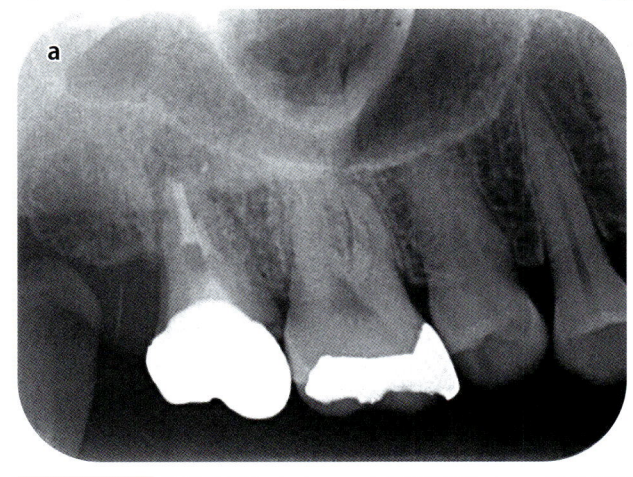
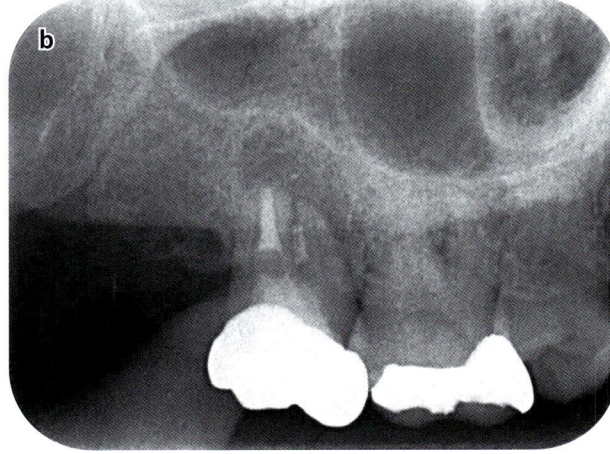

図16-1a、b 術前のデンタルエックス線写真（**a**：正放線投影、**b**：偏遠心投影）。

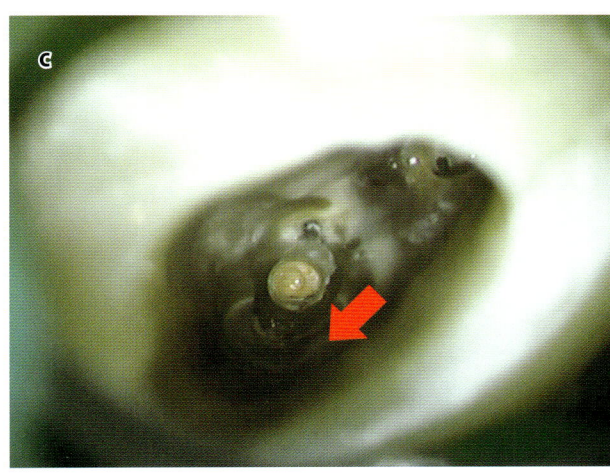
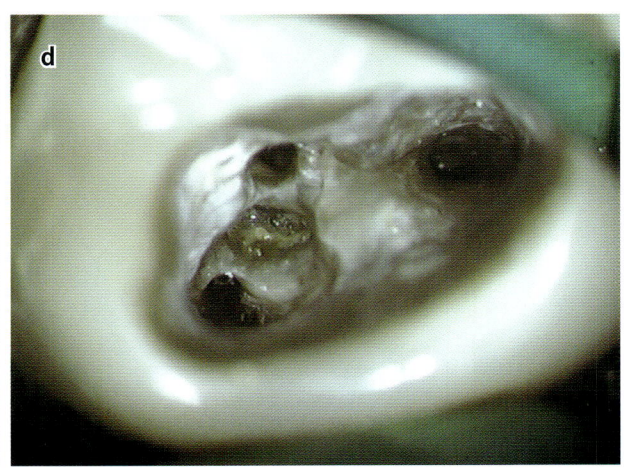

図16-1c、d 根管治療を開始すると、根管充塡材の近心に歯根横破折とも思われる線を認めた（矢印部）。強拡大でマイクロスコープを覗いていると見落としがちだが、術前のデンタルエックス線写真から、近心頬側根管は未処置であり、根管充塡材は穿孔部に充塡されていて、横破折のように思われる部分が近心頬側根管であることがわかる。

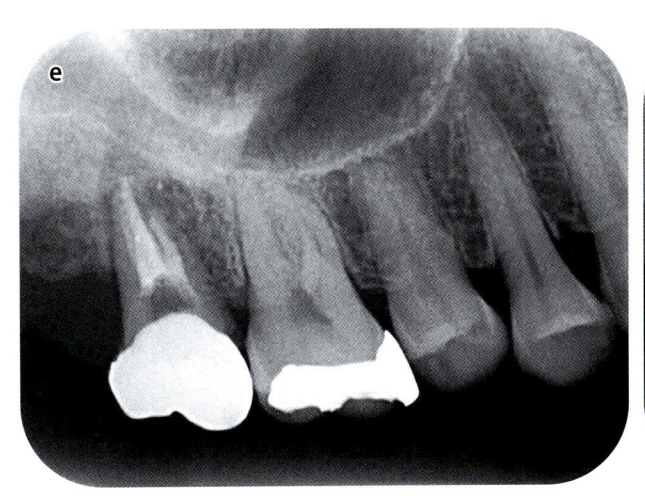
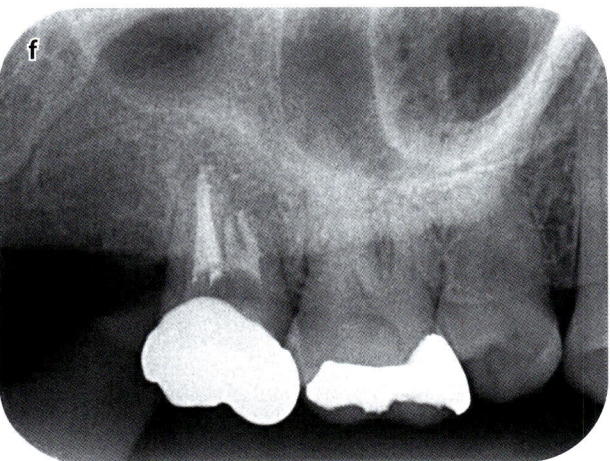

図16-1e、f 術後のデンタルエックス線写真（**e**：正放線投影、**f**：偏遠心投影）。

17 痛みは根管治療では取り除けない

『痛み』は取り除くことができるのか？

歯科医師でも勘違いしていることが多いのが痛みである。

根管治療で歯科医師が取り除くことができるのは『痛み』ではなく『細菌感染』であり、直接的に痛みを取り除くことはできない。つまり、歯科医師が細菌感染を取り除くことで生体が細菌感染によって生じていた炎症を治癒に導き、結果的にその炎症によって生じていた痛みがなくなっていくのである。

歯髄炎の場合は、炎症の起きている組織（歯髄）を除去するので、すみやかに痛みは消失する。前日眠れなかったような痛みが、処置後にはすっきり消えているのが抜髄処置である。しかし、急性根尖性歯周炎の場合には、痛みの原因である炎症は生体が治すので時間がかかる。根管内を穿通したり腫脹部位を切開排膿することによって排膿路を確保できた場合には痛みも軽くなっていくが、抜髄のようにすっきり痛みが消えることはなく、痛みは数日かけて徐々によくなっていくような感じである。

痛みの原因によって治療方針は 180 度異なる

そもそも痛みは、生体にとってなくてはならないアラーム機構なので、『痛みがある』ということは『何か生体内で問題が起きている』と考える必要がある。その問題を解決するのが歯科医師の役目であり、診断こそ『問題を発見する』行為である。たとえば、歯髄炎であれば強い打診痛や冷温刺激による持続性の痛みがあり、急性根尖性歯周炎であれば腫脹や瘻孔などを認めることから、そこに炎症という問題があると診断できるだろう。

ただし、患者が痛みを訴えているにもかかわらず明らかな炎症所見がない場合は、その原因をよく考える必要がある。なぜなら『非歯原性歯痛』の可能性があるからだ（図 17-1）。**痛みの原因が非歯原性歯痛の場合には、歯の治療は禁忌である。**つまり、診断によって治療方針が 180 度変わってくることから、**確定診断に至らない場合は『経過観察』という選択をすべきである。**

▼ 再根管治療を行ったが、痛みの原因は歯ではなかったと思われる症例

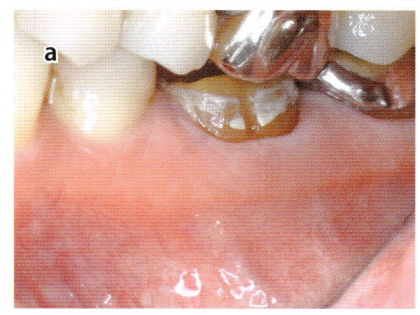
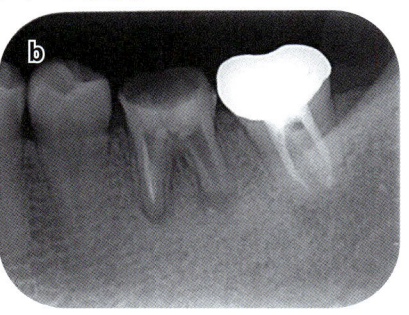

図17-1a、b 当院来院時の状態。前医によると、患者が痛みを訴えたことから歯根破折などを疑い再根管治療を開始したとのことだが、当院診査時では腫脹や瘻孔を認めず、痛みの確定診断には至らなかった。

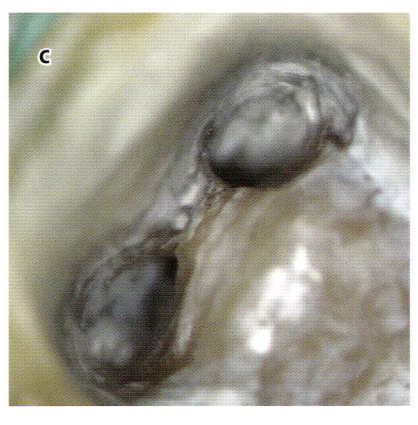
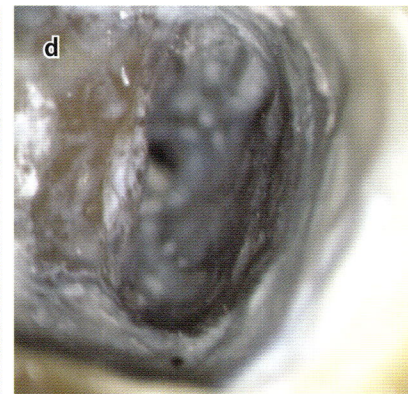
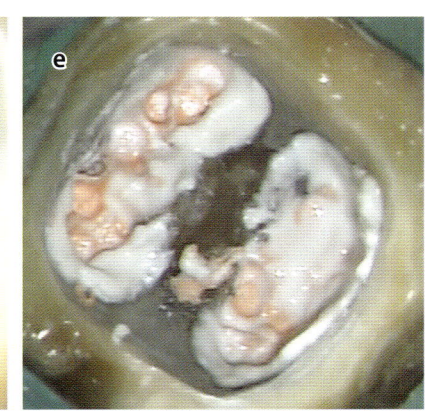

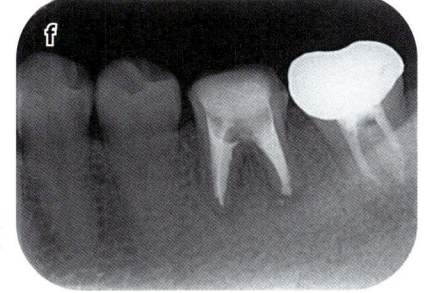
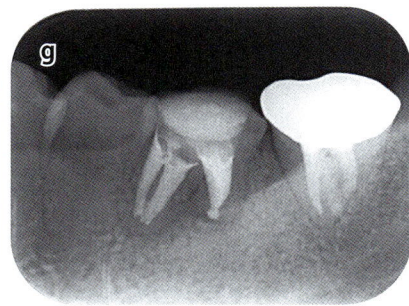

図17-1c～g 根管充填時の状態（**f**：正放線投影、**g**：偏遠心投影）。歯根破折の所見は認められなかった。

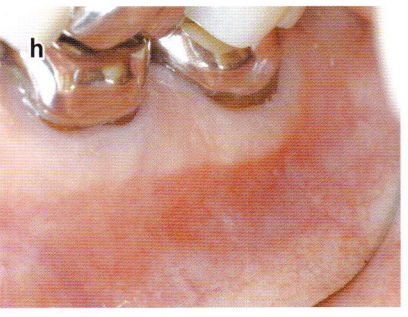
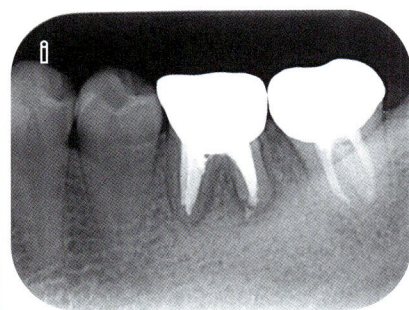

図17-1h、i 根管充填後1年1か月の状態。炎症の再発所見（腫脹や瘻孔など）はなく、デンタルエックス線写真でも炎症が広がっている所見はない。痛みは弱くなっているが、完全に消失したわけではない。痛みが歯原性であったか疑問が残る。

18 腫脹の原因は その歯にあるとは限らない

「腫脹がある歯に原因がある」と思いがちだが、実際には考えていた歯とは離れたところに原因があることも少なくない（**図 18-1**）。

　腫脹は、身体の弱い部分に広がっていくものである。たとえば限局性の深い歯周ポケットがあると歯根破折を疑うが、もしかしたら根尖病変の排膿路がたまたま生体の弱い部分である歯周ポケットを介しているだけかもしれない（**歯根破折については Rule 24 参照**）。

　腫脹がある歯に原因があるわけではないのも、同じ理由からである。**たまたま生体の弱い部分を介して排膿路ができたために、隣在歯に腫脹が生じることもある。診断時は、隣在歯の状態（歯髄の生死など）にも注意を払う必要がある。**

▼ 離れた歯に腫脹の原因があった症例

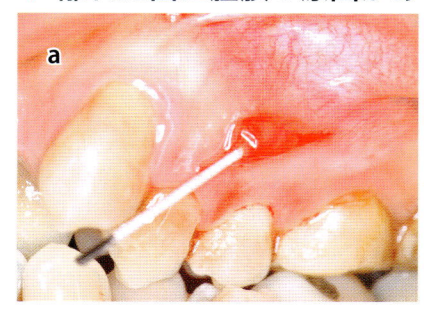
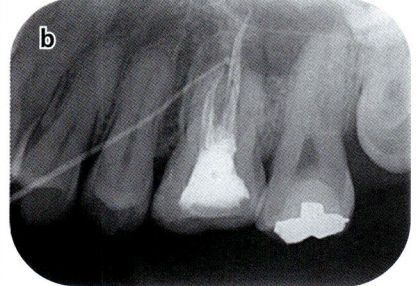
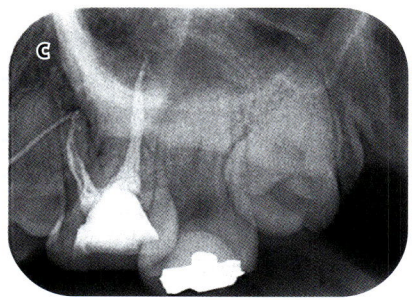

図18-1a〜c 初診時、上顎左側第一小臼歯と第二小臼歯の間あたりに腫脹を認めた。ガッタパーチャポイントを瘻孔から挿入しデンタルエックス線写真（**b**：正放線投影、**c**：偏遠心投影）を撮影したところ、ガッタパーチャポイントは上顎左側第一大臼歯の根尖に到達しており、第一大臼歯の根尖病変と診断した。

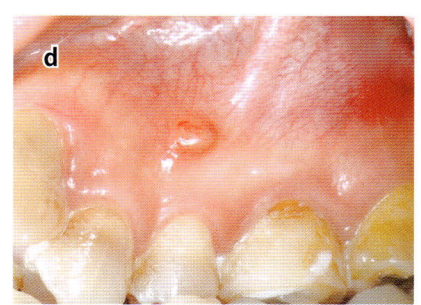

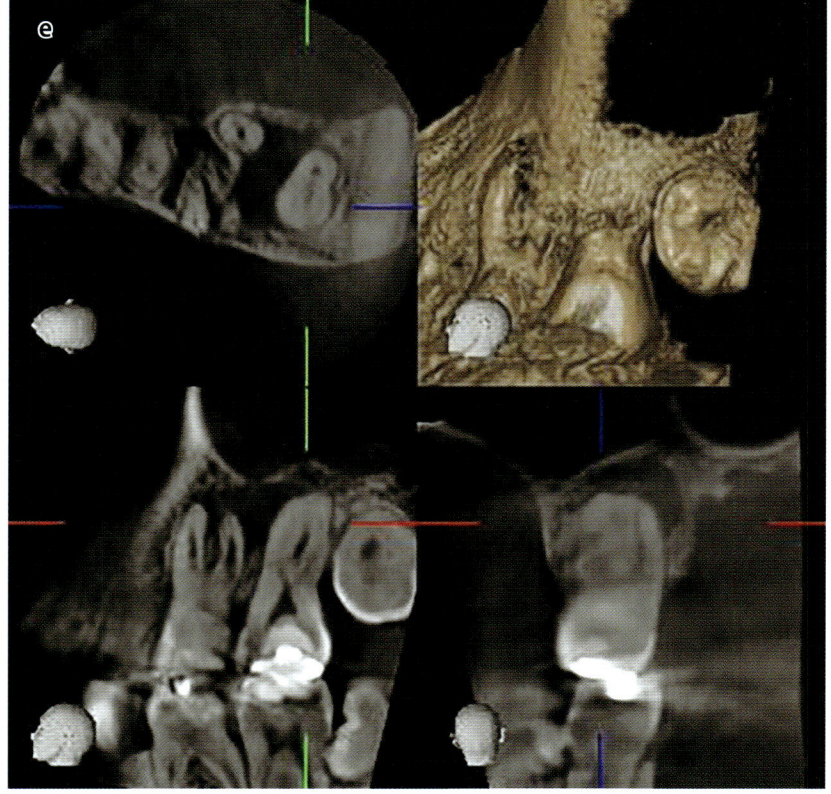

図18-1d、e 再根管治療により根管内を十二分に拡大清掃したものの、頬側の腫脹は消失しなかった。根尖切除術を検討するためにCBCT撮影を行ったところ、骨欠損が上顎左側第二大臼歯にまで広がっていることが確認された。第二大臼歯の再問診および歯髄診の結果、失活が疑われたため、切削診を行ったところ歯髄は壊死していたことから、根管治療に移行した。

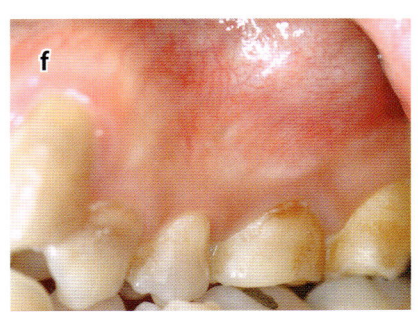
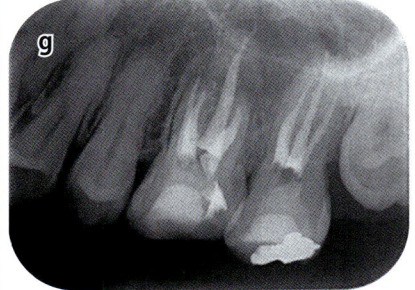
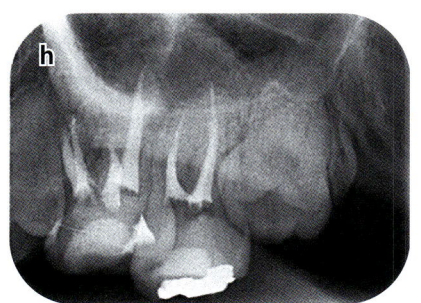

図18-1f〜h 根管充塡後の口腔内写真およびデンタルエックス線写真。腫脹は消失している。原因は上顎左側第一および第二大臼歯の2歯に及ぶ細菌感染であったと思われる。

19 急性歯髄炎は対合歯にも痛みを生じる

主訴部位に原因歯があるとは限らない

　急性歯髄炎は激痛であるため、原因歯以外にも痛みを感じることが多々ある。「一番奥の歯が痛い」と患者が訴えているものの、実は２つ手前の第二小臼歯の歯髄炎が原因であった、ということもある。

　「昨晩は眠れないほどの強い痛みがあった」「心臓の鼓動のように痛みがある」というような強い自発痛を訴えている症例では、原因歯を見つけることが大切である。痛みを訴えている歯に大きなう蝕があれば原因歯を間違えることはないだろう。**原因歯が特定できない場合には、隣在歯に疑わしい歯がないか確認する習慣を持ちたい。**

　なお、原因歯が対合にあることもあるので、対合歯もよく確認しておきたい。とはいえ、反対側に原因歯があることはないので同側のチェックのみでよい。

原因歯究明に役立つ「技」のバリエーション

　原因歯の特定には問診が大いに役立つので、しっかり行いたい。特に、『痛みが出た時期』はしっかり確認すべきである。たとえば「前医による深いう蝕の治療直後から痛みが出ている」ということであれば、その歯が不可逆性歯髄炎になっているかもしれない。そのような歯は、口腔内診査で打診を行うと強く痛みを訴えることもある。

　う蝕などが見当たらないものの、「どうもこの歯があやしい」という場合には、その歯の根尖付近に麻酔をしてみるとよい。少量でも痛みが消えてくれるようであれば、やはりその歯が患歯である可能性が高いと判断することができる。

　また、どうしても確定診断に至らない場合は、投薬で１日ようすを見るのも一案である。歯髄炎であれば翌日に打診が強く現れることがあり、患歯が判明することもある。

　もっとも避けるべきことは「何かやらねばならない」と思い、患歯と違う歯を削ってしまうことである。確定診断に至らない場合は、その旨を患者にしっかり伝え、今後の方針などを説明することが重要である。

▼ 急性歯髄炎を疑うような強い自発痛を訴えている場合の診断フローチャート

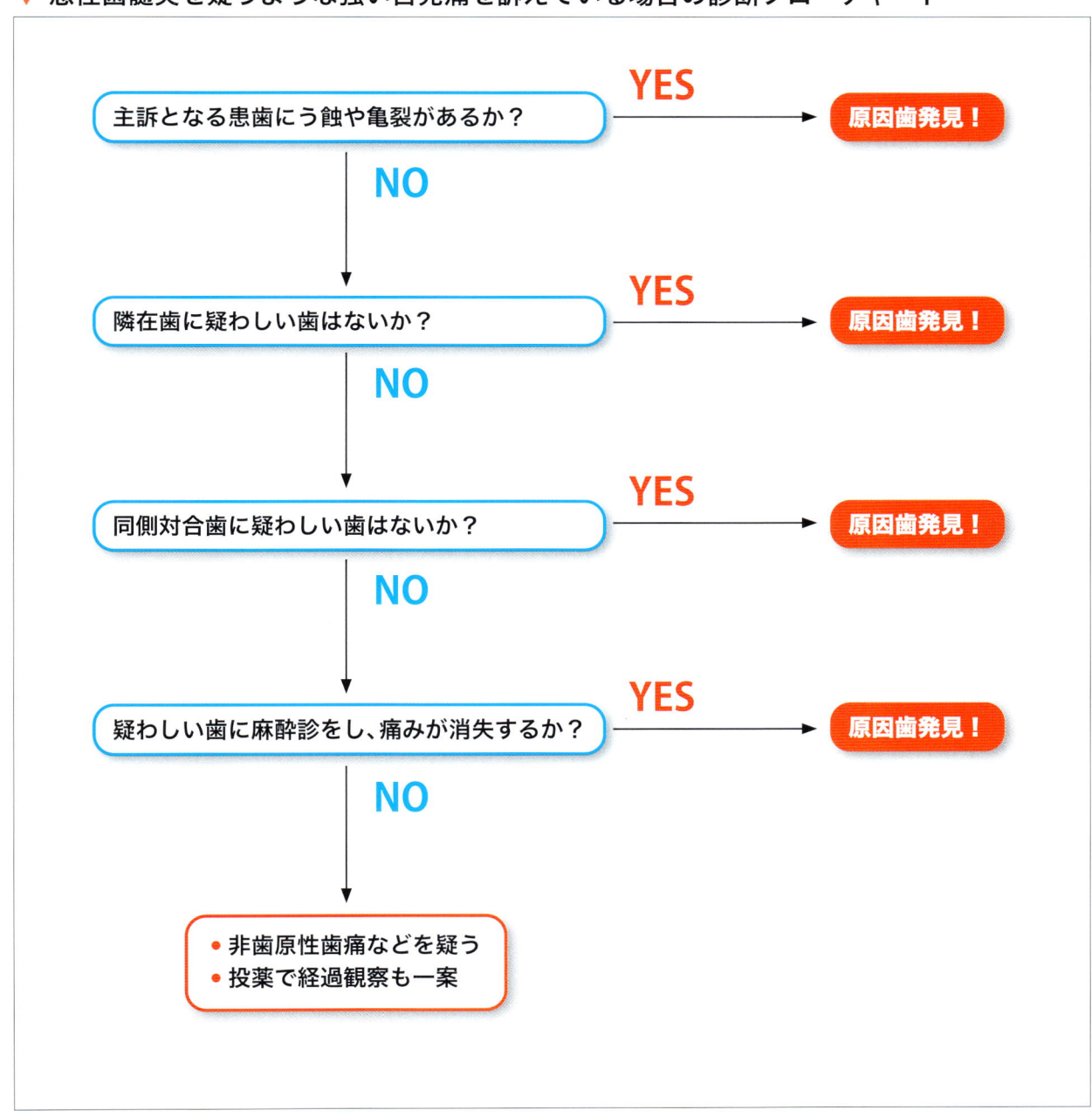

主訴となる患歯にう蝕や亀裂があるか？ —**YES**→ **原因歯発見！**

NO

隣在歯に疑わしい歯はないか？ —**YES**→ **原因歯発見！**

NO

同側対合歯に疑わしい歯はないか？ —**YES**→ **原因歯発見！**

NO

疑わしい歯に麻酔診をし、痛みが消失するか？ —**YES**→ **原因歯発見！**

NO

- 非歯原性歯痛などを疑う
- 投薬で経過観察も一案

20 痛みが定位せず移動する場合には、非歯原性歯痛や別の疾患を疑え

Rule 19 で解説したように、急性歯髄炎の症例では原因歯と患者の訴えが違うことがある。しかし、左右で痛みが飛ぶことはない。『右側が痛いといっているのに、左側に大きなう蝕がある』というような場合は、左側のう蝕治療は必要ではあるもの、『今訴えている痛みの原因はそのう蝕ではない』と考えるべきである。

左右に痛みが飛ぶような症例では、歯以外の原因を疑うべきだろう。「何かおかしい」と思ったときには、慌てて歯の治療をせず、身体全体を鳥瞰するようにして見ることが大切である。

コラム　筆者が経験した「髄膜腫由来の痛み」

以前、強い痛みを訴えて来院した患者がいた。口腔内を触診すると、上顎左側犬歯の根尖部付近に強い痛みを訴えた。この瞬間、『犬歯の急性歯髄炎』という診断が頭をよぎるが、犬歯はう蝕はもとより治療した形跡もない健全歯であった。周囲の歯の歯髄炎を疑いながら触診を続けると、先ほど痛かった犬歯の根尖相当部は痛みを訴えず、今度は大臼歯部に強い痛みを訴えるようになった。「これは歯原性の痛みではない。何か中枢系で問題が起きている可能性がある」——そう考え、脳神経外科など医科への受診を勧めた。

後日医科から礼状が届き、「髄膜腫が三叉神経を圧迫していた」という診断であった。

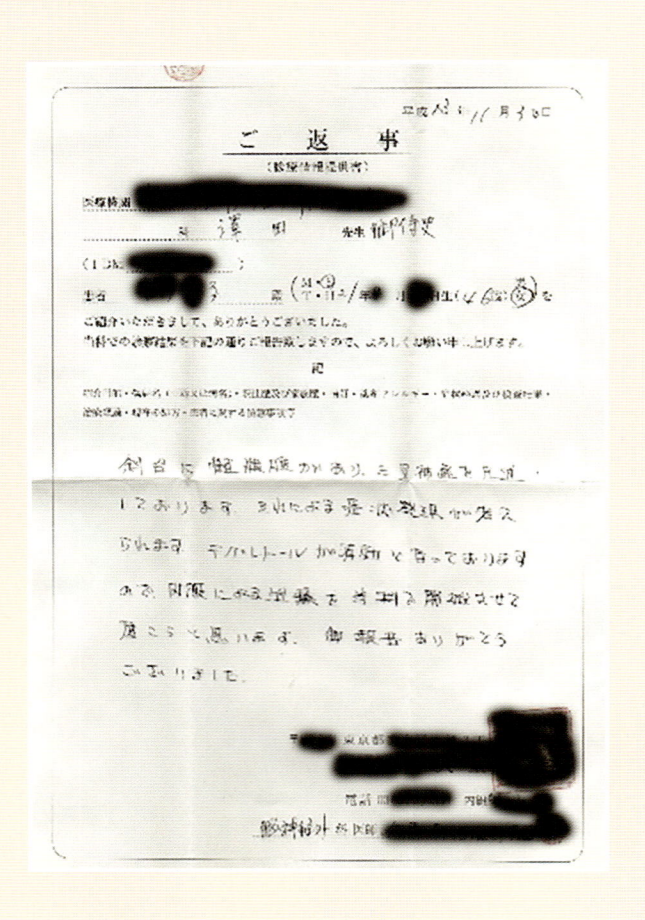

21 下顎大臼歯が少しでも舌側に傾斜していたら、手をつけないか、専門医に依頼する

歯軸の傾斜は、根管治療の難易度に大きく影響する。第二大臼歯の根管治療は第一大臼歯より難しい。対合歯との十分なスペースがとれないため、器具を思うように根管内に挿入できないのが1つの理由である。

しかし、下顎第一大臼歯であっても、舌側に傾斜していると治療は難しくなる（**図21-1**）。さらに開口量が少なかったりすると、通常の第二大臼歯より格段に難しくなることもある。

もし来院した患者の下顎大臼歯が少しでも舌側に傾斜していたら、手をつけないか、歯内療法専門医に依頼することも検討する。

▼ 下顎第一大臼歯の舌側傾斜症例

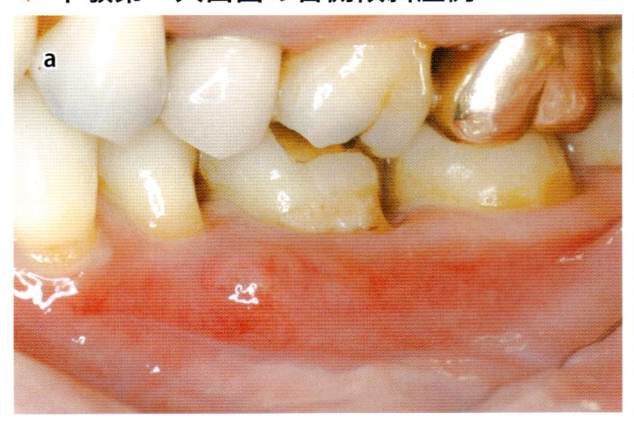 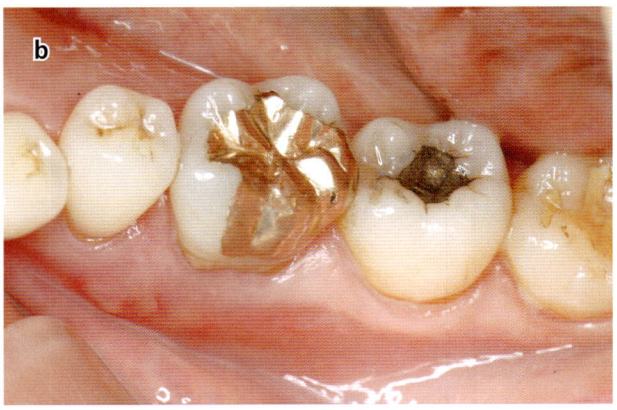

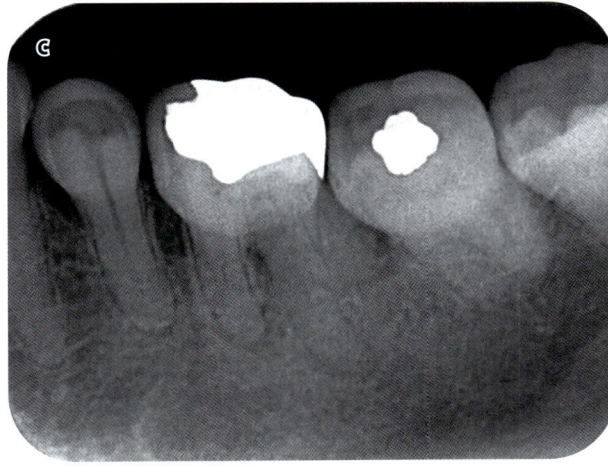 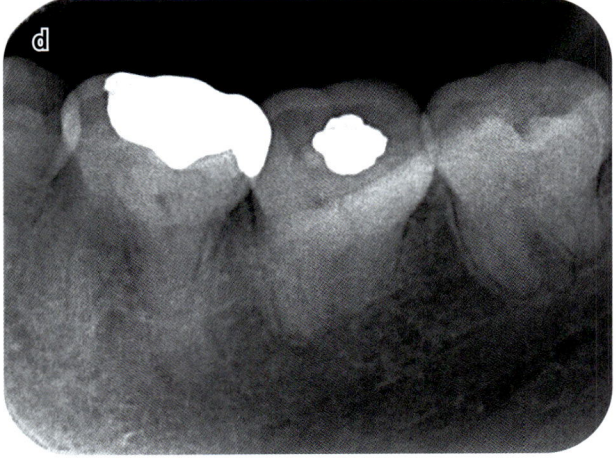

図21-1a～d 来院時の口腔内写真とデンタルエックス線写真（**c**：正放線投影、**d**：偏遠心投影）。不可逆性歯髄炎の診断のもと、下顎左側第一大臼歯の抜髄処置が必要となったが、患歯はわずかであるが舌側に傾斜しており、また開口量が少ない患者であった。このような症例では、通常の根管治療より何倍も時間がかかり、難症例となる可能性がある。

上顎第二大臼歯が少しでも遠心に傾斜していたら、手をつけないか、専門医に依頼する

Rule 21 で解説したように、第二大臼歯の治療が第一大臼歯よりも難しいのは対合歯とのスペースが十分に取れないことが一因であるが、**もし上顎第二大臼歯の歯軸が遠心に傾斜していたら、難易度は格段に上昇する**（図 22-1、22-2）。もし来院した患者の上顎第二大臼歯が少しでも遠心に傾斜していたら、手をつけないか、歯内療法専門医に依頼することを推奨する。

このような歯の近心頬側根管にファイルを挿入するためには、咽頭側からファイルを挿入する必要があり、困難を極める。このシチュエーションは、歯内療法専門医であってもかなり苦労するパターンの 1 つであることを覚えておきたい。

なお、**どの歯種でも歯軸が遠心に傾斜するだけで難易度が上がる**ことから、術前の診断が大切である。

▼ **上顎第二大臼歯の歯軸が遠心に傾斜している症例**

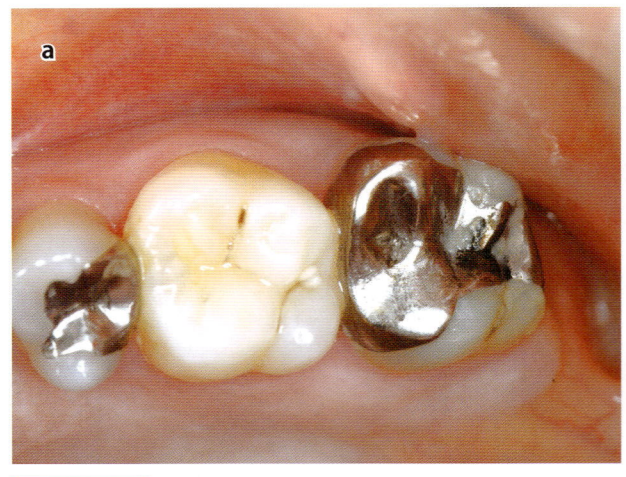 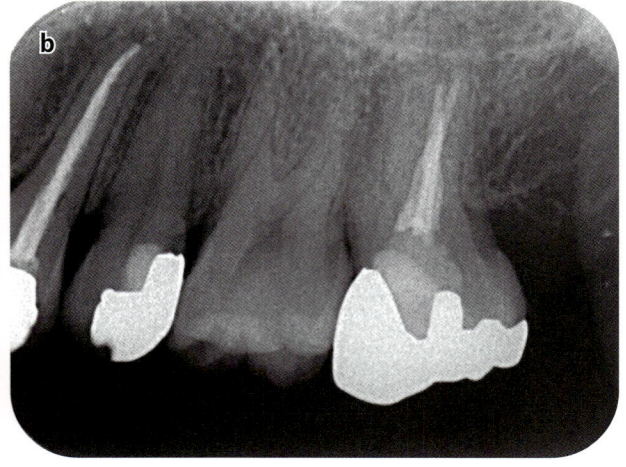

図22-1a、b 補綴装置により修正されているが、歯軸は遠心に傾斜している。このように歯軸が遠心に傾斜するだけでも根管治療の難易度は高まる。

▼ 頬側に転移しているだけでなく、歯軸が遠心に傾いている上顎第二大臼歯症例

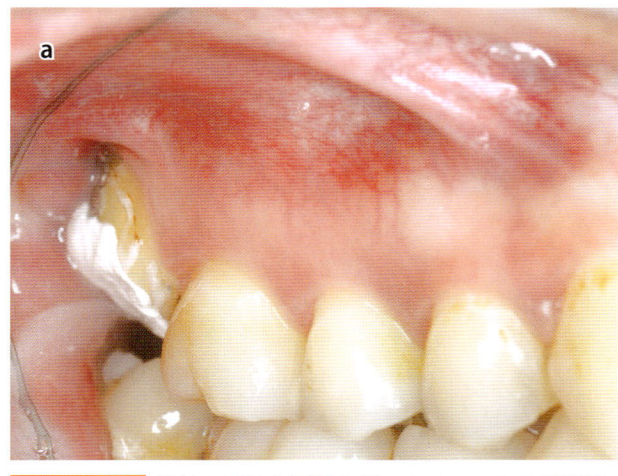

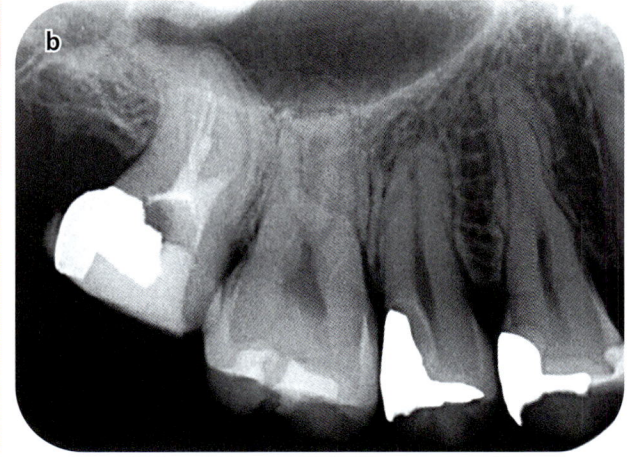

図22-2a、b 術前の口腔内写真とデンタルエックス線写真。上顎右側第二大臼歯は頬側に転移しているだけでなく、歯軸が遠心に傾き、歯根も大きく湾曲している。難症例である。

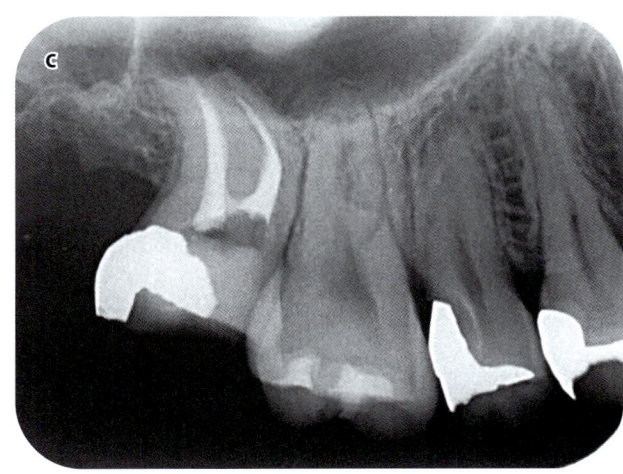

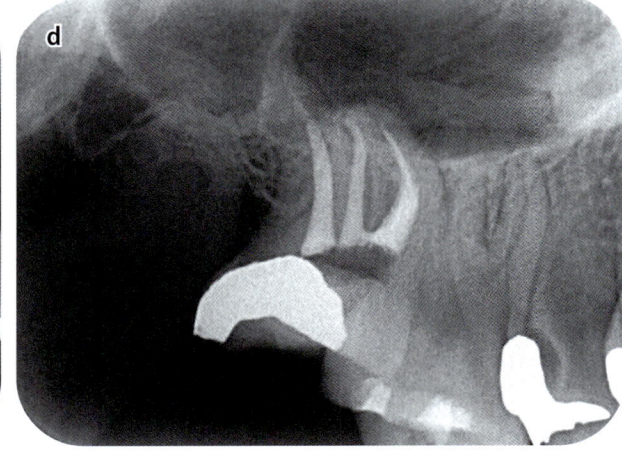

図22-2c、d 根管充塡時のデンタルエックス線写真（**c**：正放線投影、**d**：偏遠心投影）。

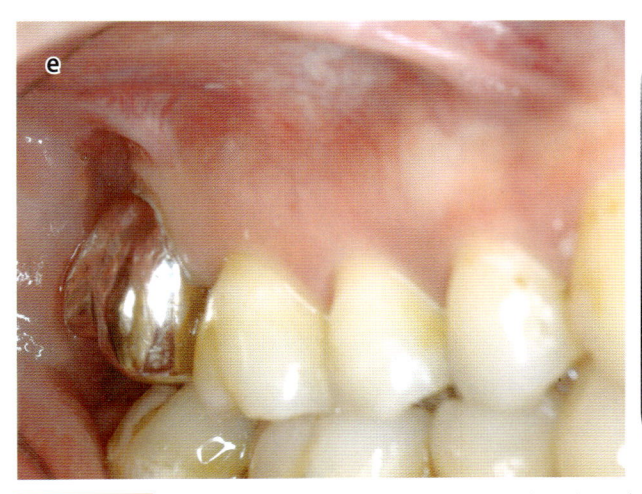

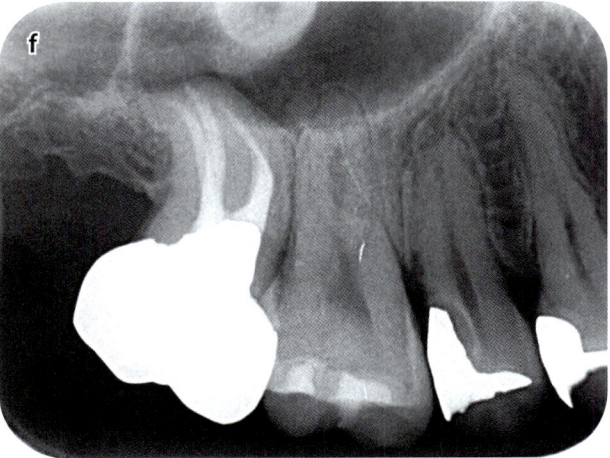

図22-2e、f 根管充塡後2年4か月経過時の口腔内写真とデンタルエックス線写真。経過は良好である。

23 エックス線写真で根管が途中から不明瞭なものは「難易度が高い」と考えよ

　術前のデンタルエックス線写真にて、歯根の湾曲が大きければ治療が難しいことは容易にわかる。また、根管が複雑に分岐している症例も、その難易度が高いことは想像に難くない。

　小臼歯や下顎前歯などでは、歯根の途中で根管が不明瞭になっていることがある。そのような症例では複数の根管が存在する可能性が高く、また複雑に分岐している可能性もある。

　治療前に2方向からのデンタルエックス線写真を撮影していれば、根管形態を三次元的によく考えてから根管形成するとよい。もし途中で根管の湾曲などがわからなくなった場合には、CBCTを撮影するのも一案である。

▼ 下顎第一小臼歯根管内での分岐が疑われるエックス線写真

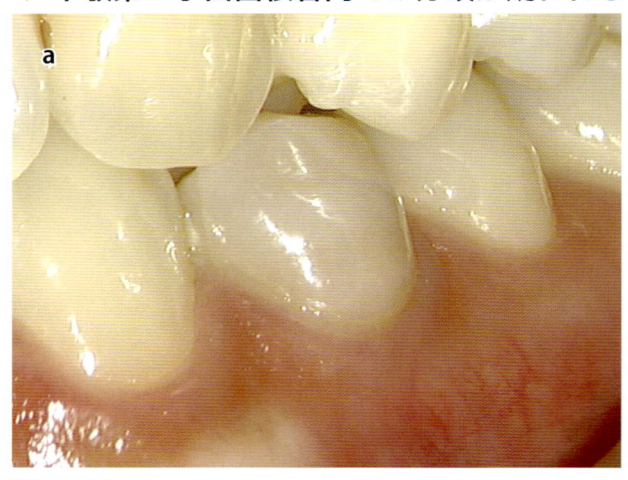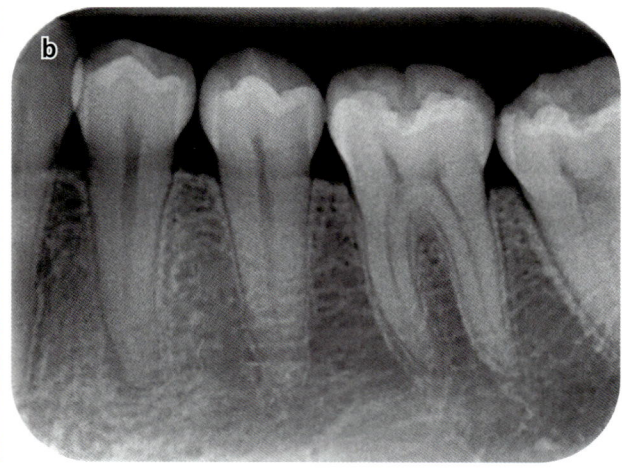

図23-1a、b 下顎右側第一小臼歯の変色。歯髄診に反応がなく、歯髄壊死が疑われる。術前のエックス線写真で根尖3分の1あたりで根管が不明瞭になっていることから、根尖の分岐も考慮しながら治療する必要がある。下顎第一小臼歯は根尖で複雑に分岐していることがあり要注意である（**Rule 3 参照**）。

▼ 上顎第二小臼歯の根尖部分岐症例

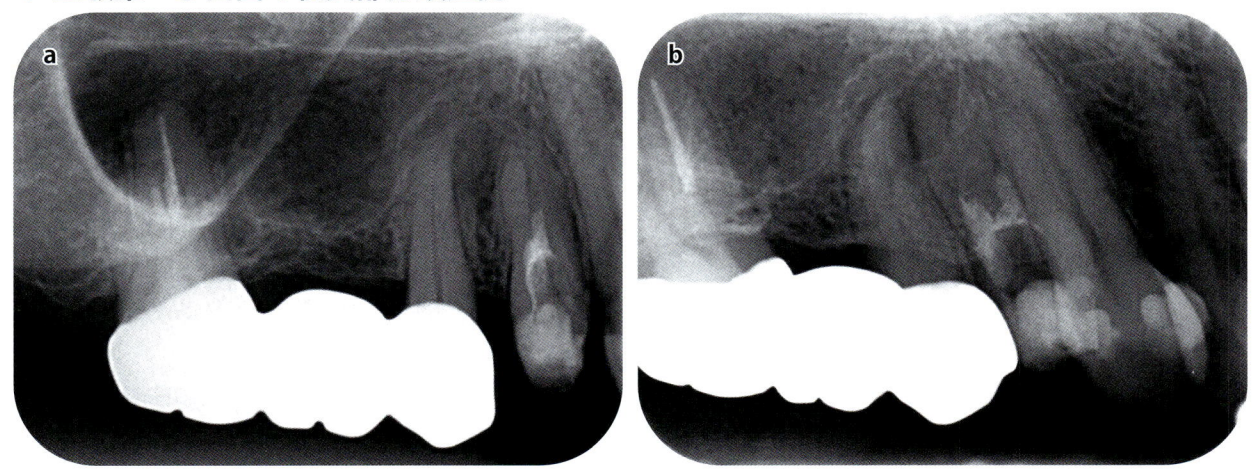

図23-2a、b 術前のエックス線写真（**a**：正放線投影、**b**：偏近心投影）。正放線投影では根尖部の根管が不明瞭になっている。

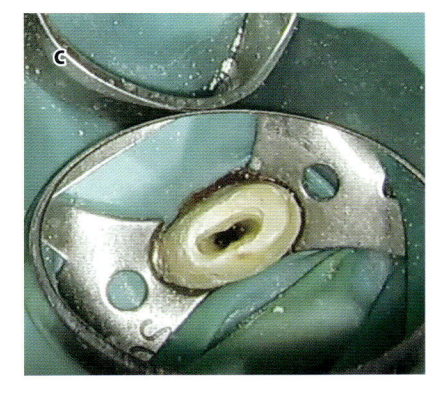

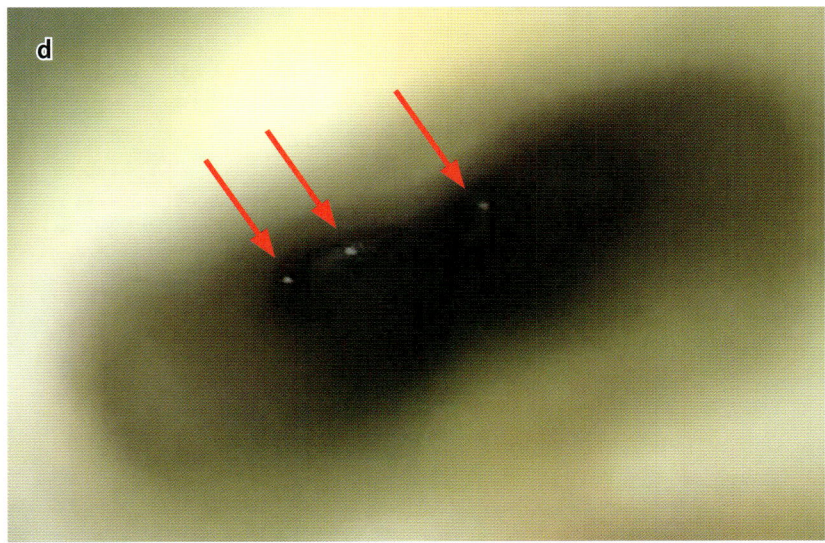

図23-2c、d マイクロスコープ下で見た根管内。2根の中で、頬側根管は根尖部で2つに分岐しているのが確認できる。3根尖孔の症例である。

24 深い歯周ポケットの存在する症例は注意せよ

歯周病に罹患しているため全周にわたって深い歯周ポケットが存在するような歯で、根管治療が必要となった場合は、適切な根管治療を行ったとしても歯周ポケットから根尖病変への再感染を繰り返すことがある。術前に状態をよく説明し、歯周病の治療も平行して行うべきであろう。

▼ 全周に深い歯周ポケットが存在していた上顎第一大臼歯の根管治療症例

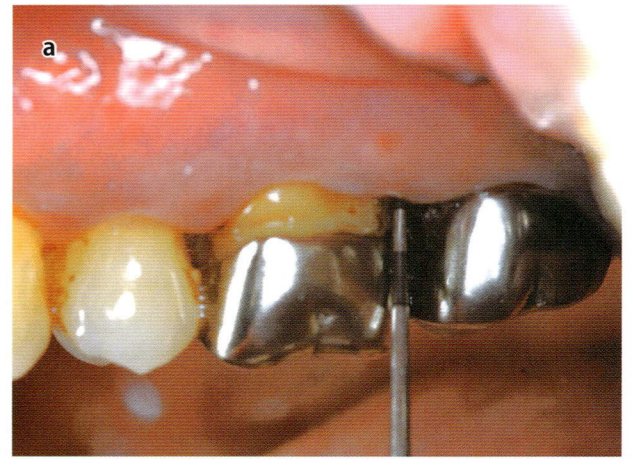

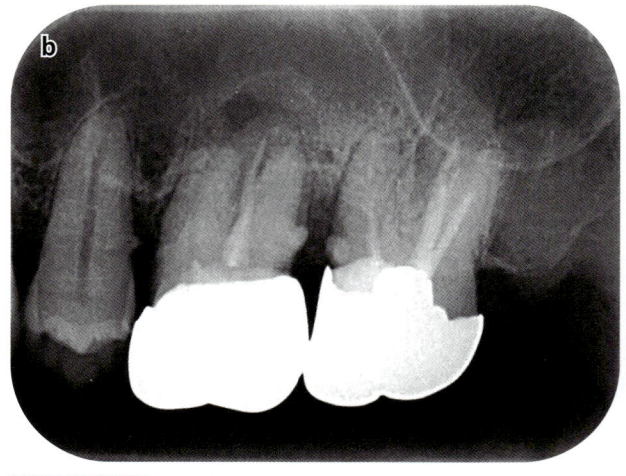
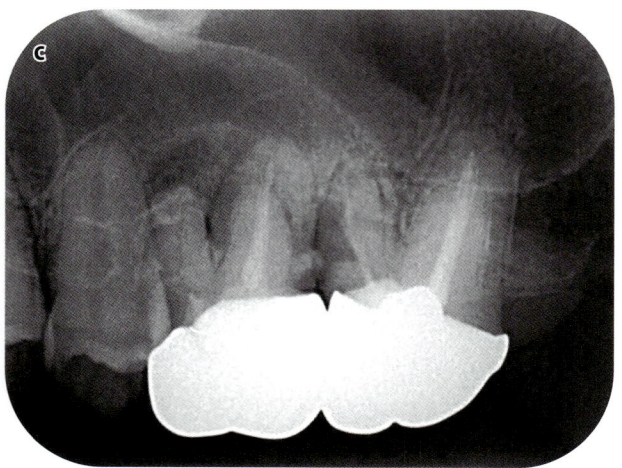

図24-1a〜c 来院時の口腔内写真とデンタルエックス線写真（**b**：正放線投影、**c**：偏遠心投影）。上顎左側第一大臼歯の腫脹と痛みを訴えているが、患歯には深い歯周ポケットが全周にわたって存在していた。

限局性の深い歯周ポケットが存在する場合には歯根破折が疑われるが、歯根破折の場合は破折線を確認しなければ歯根破折という確定診断にはならない。まれに、根尖病変の排膿路がたまたま組織の脆弱な歯周ポケットに形成されていることもある。

いずれにしても深い歯周ポケットがある症例では術前の診査が重要であり、術後のメインテナンスも必須となる（**図24-1**）。

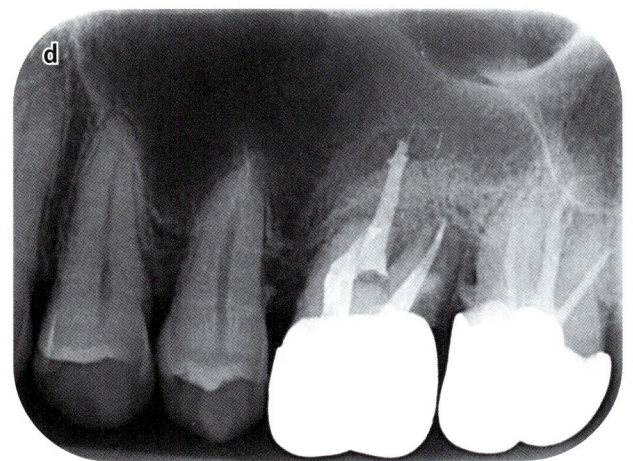 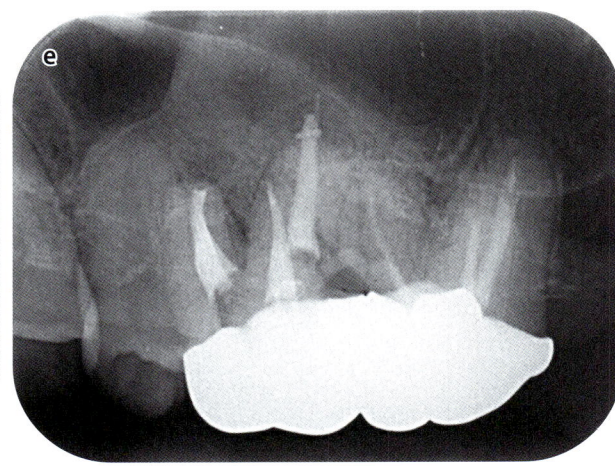

図24-1d、e 根管充塡時のデンタルエックス線写真（**d**：正放線投影、**e**：偏遠心投影）。感染の強かった口蓋根根尖からは根管充塡材が溢出している。

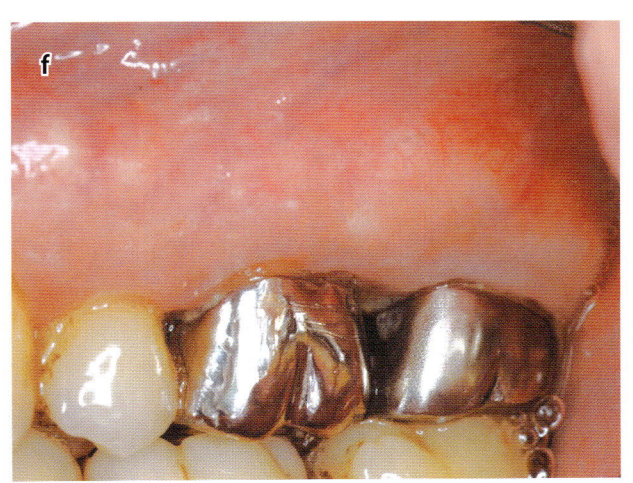 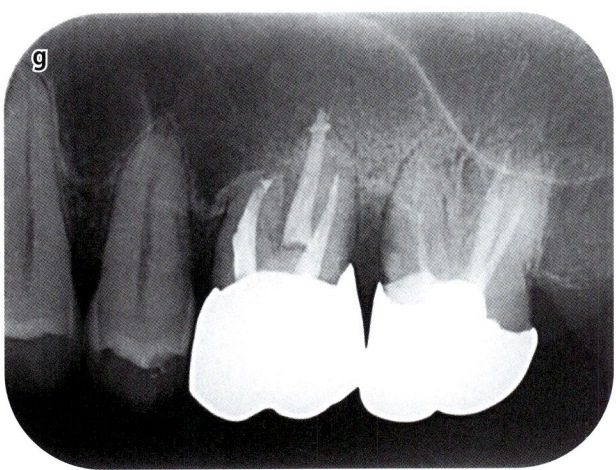

図24-1f、g 根管充塡後1年。溢出した根管充塡材の周囲には骨が再生してきており、炎症の拡大所見はない。

コラム　根管充塡材の溢出

　「根管充塡材が溢出したから悪い」というわけではない。悪さをしているのは細菌感染であり、根管充塡材そのものが悪さをするわけではない（患者によっては材料にアレルギーがあり、その場合は話が変わってしまうので、症例ごとに使用する根管充塡材を吟味する必要はある）。

　根尖孔が広く開いていたり、大きな穿孔などがある症例では少なからず根管充塡材が溢出する可能性があるが、**根管充塡前に感染源をしっかり取り除き、充塡時に再感染させないような十分な注意を払っていれば、根管充塡材が溢出したとしても予後はけして悪くない。**

　根管充塡材が溢出した場合には、その旨を患者さんにすみやかに伝えることも大切である。「ラバーダムをして無菌的処置を行い充塡しており、材料自体は悪さをしないが、もし今回の治療で取り除けない細菌感染が根尖孔外に存在した場合には再発する可能性がある。その場合は、次の選択肢として外科的歯内療法を行う」ということを、丁寧に説明しておく必要がある。

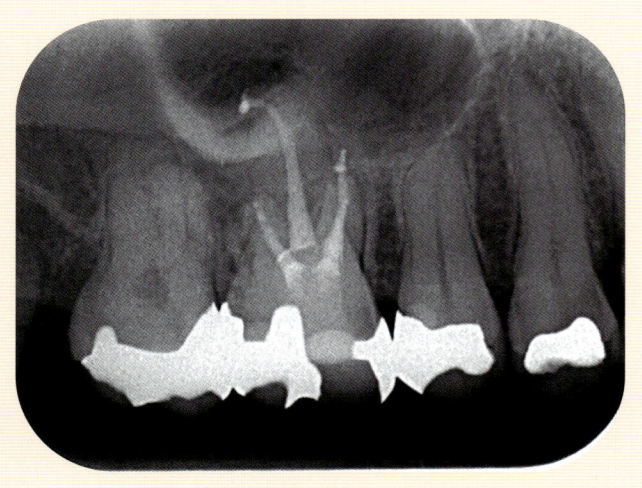

図24-2a 根管充塡時に根管充塡材が近心頬側根根尖孔および口蓋根根尖孔から溢出した。

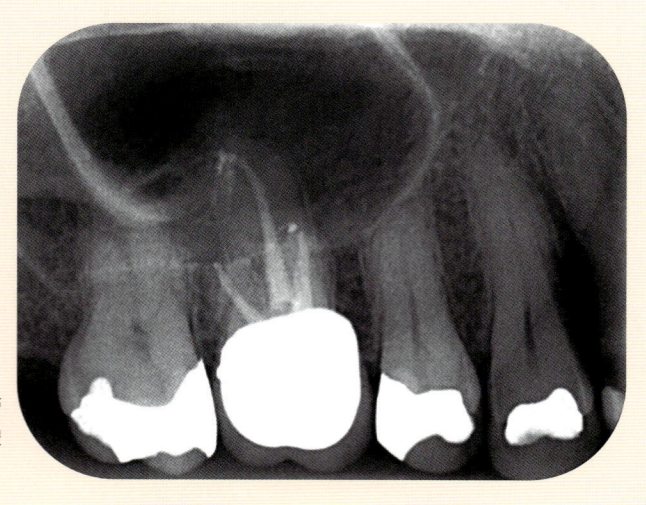

図24-2b 根管充塡後 4 年の状態。溢出した根管充塡材は一部吸収され、根尖部エックス線透過像は消失している。

Rule 25

唇側や頬側に骨のない歯は
外科でも予後が悪いと心得よ

　根管治療で治癒しない症例では、外科的歯内療法が次の選択肢となる。マイクロスコープを使用することによりその成功率は上昇しているが、**唇側（頬側）に骨がまったくないような症例（図25-1）では、術後の経過が思わしくないことが多い**。これは「術後に深い歯周ポケットができてしまうと、その部分から根尖への再感染がおきてしまうため」と考えられる。

　術前の歯周ポケットの診査は根管治療前にも必須である。もし深い歯周ポケットが存在するような症例では、術後に起こりうることなどを患者によく説明しておくべきである。

▼ 外科処置にて粘膜を剥離した際に唇側（頬側）の骨が欠損していた例

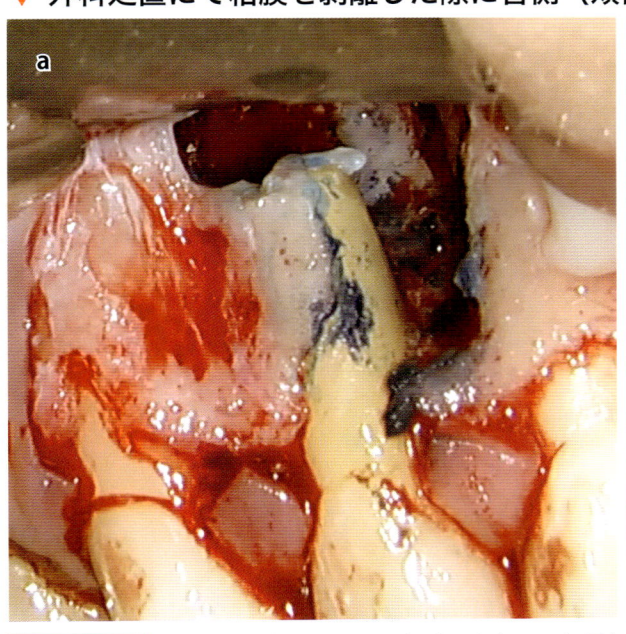 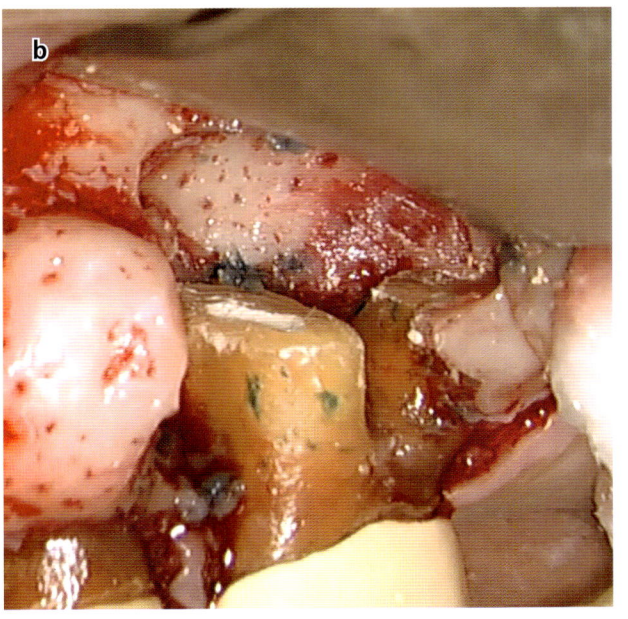

図25-1a、b 歯根破折を起こしているわけでもないのに骨欠損が生じている理由は、咬合の不調和など複数の要因が関与している可能性があるので要注意である。

26 「失活した根未完成歯にはアペキシフィケーション」と考えるのは早計である

根未完成歯に対する治療法といえば、生活歯であればアペキソゲネーシス、失活歯であれば水酸化カルシウムを用いたアペキシフィケーションというのが従来の治療方針であった。しかし、**近年 MTA のみによる１回法アペキシフィケーション（図 26-1）や、歯根の成長を促すリバスクラリゼーションという方法が注目を浴びている（図 26-2）。**

リバスクラリゼーションとは、根管内に歯髄を再生し、歯根の厚みを増やし、歯根の成長を促すという方法である[12,13]。根未完成歯の失活では、歯根が薄く短い状態で成長が止まってしまっているため、アペキシフィケーションを行ったとしても術後の破折などの心配がある。もし歯根が成長してくれるのであれば、将来の破折リスクを減らすことができるかもしれない。

このリバスクラリゼーションという方法は、まだ術式が確立していないため、最新の情報に基づく治療法が米国歯内療法学会（AAE）の HP にアップされている。ぜひ HP の『Regenerative Endodontics』という欄を参照してほしい[14,15]。

なお、「リバスクラリゼーションを行うと歯髄が再生するのではないか」と 2000 年代から注目されているが、残念ながらこの方法での正常歯髄の再生は夢のようである。いまのところ再生しているのはセメント質様組織であり、歯髄が再生して健全な象牙質ができているわけではない、というのが現在の見解である[16]。

▲ AAE Regenerative Endodontics

▲ AAE Clinical Considerations for a Regenerative Procedure Revised 5/18/2021

コラム　リバスクラリゼーションの位置づけ

リバスクラリゼーションという言葉は『血管組織の再生』であり、この場合の処置名としては不適切であるという意見から「Pulp Revitalization（歯髄生活組織の再生）」「Pulp Regeneration（歯髄 - 象牙質複合体の再生）」という言葉が使われることもある。

最終的に目指すのは歯髄 - 象牙質複合体の再生であるが、ここで示した処置では残念ながら歯髄 - 象牙質複合体は再生されていない。大きなくくりとして「Regenerative Endodontics（再生歯内療法）」という言葉でまとめられていることが多い。

▼ MTA のみによる1回法アペキシフィケーション

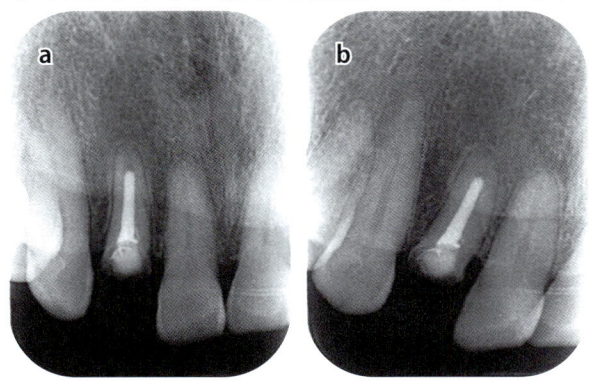

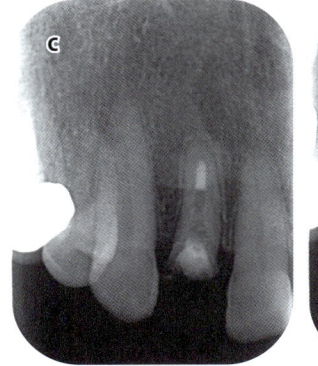

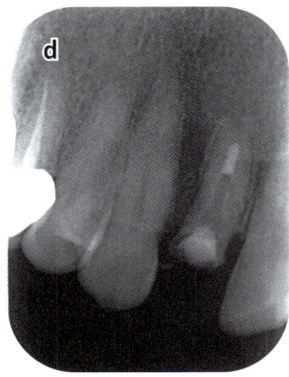

図26-1a、b 術前のエックス線写真（**a**：正放線投影、**b**：偏遠心投影）。

図26-1c、d 根管充填時のエックス線写真（**c**：正放線投影、**d**：偏遠心投影）。ポストスペースを残してプロルートMTAにて根管充填を行った。若干アンダーのように見える。

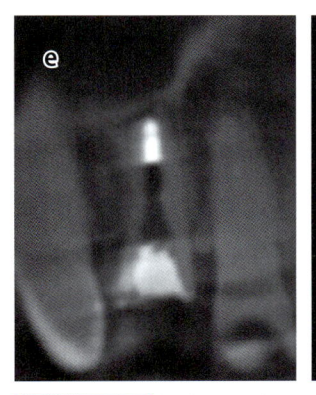

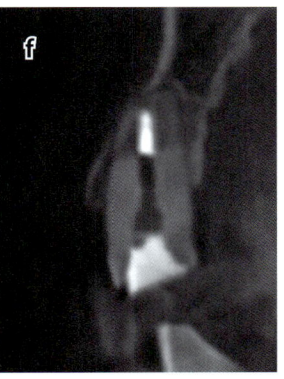

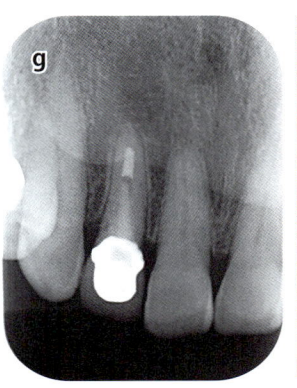

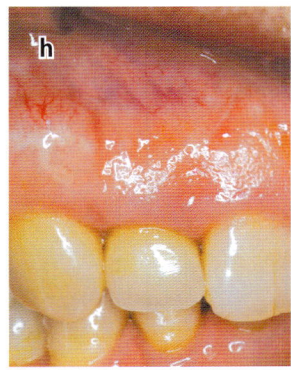

図26-1e、f 根管充填時のCBCT画像。アンダーかもしれないと思われた根管充填だが、CBCT画像にて問題ないことを確認した。

図26-1g、h 主治医のもとで補綴処置を行い、根管充填後1年2か月のエックス線写真。根尖に炎症の再発所見は見られなかった。

▼ 根未完成歯の治療法

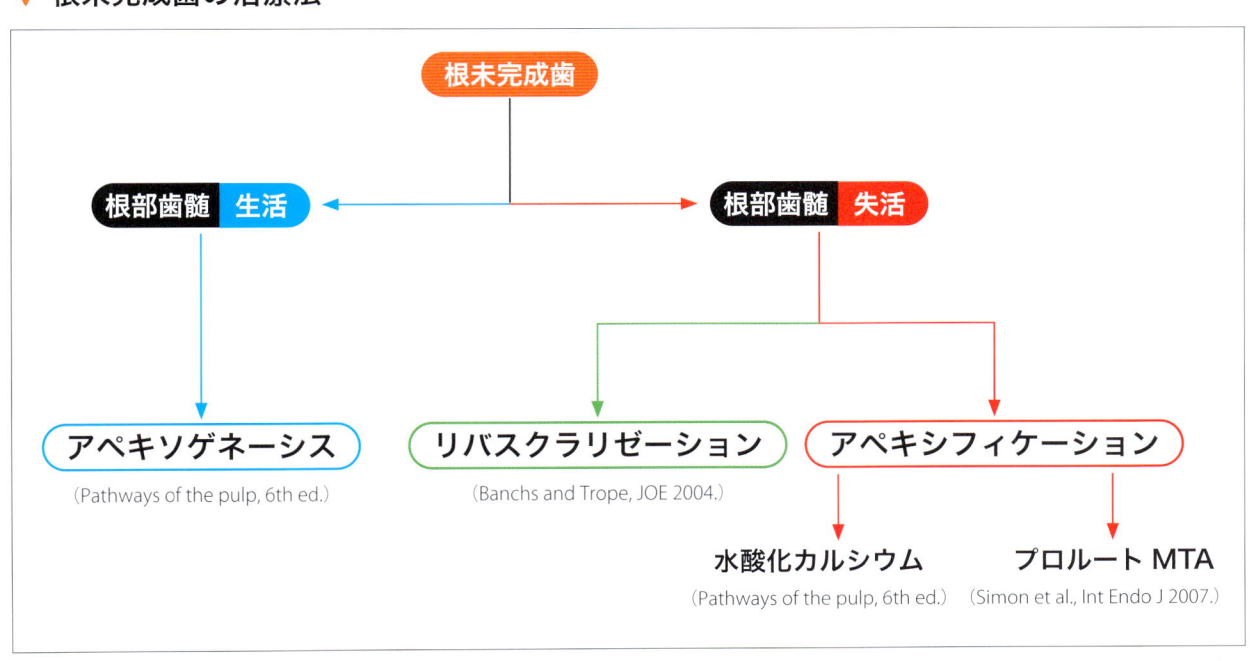

図26-2 根部歯髄が生きていればアペキソゲネーシスを行う。一方、根部歯髄が失活していれば、まずリバスクラリゼーションを行い、うまくいかなければアペキシフィケーションに移行するのがよい。

【PART 2 診断のルール／参考文献一覧】

1. Use of cone-beam computed tomography in endodontics Joint Position Statement of the American Association of Endodontists and the American Academy of Oral and Maxillofacial Radiology. Oral Surg Oral Med Oral Pathol Oral Radiol Endod 2011;111(2):234-237.

2. https://f3f142zs0k2w1kg84k5p9i1o-wpengine.netdna-ssl.com/specialty/wp-content/uploads/sites/2/2017/06/conebeamstatement.pdf

3. AAE and AAOMR Joint Position Statement: Use of Cone Beam Computed Tomography in Endodontics 2015 Update. J Endod 2015;41(9):1393-1396.

4. https://www.aae.org/specialty/wp-content/uploads/sites/2/2017/06/conebeamstatement.pdf

5. Patel S, Durack C, Abella F, Shemesh H, Roig M, Lemberg K. Cone beam computed tomography in Endodontics - a review. Int Endod J 2015;48(1):3-15.

6. Kvist T, Reit C. Results of endodontic retreatment: a randomized clinical study comparing surgical and nonsurgical procedures. J Endod 1999;25(12):814-817.

7. Nair PN, Sjögren U, Figdor D, Sundqvist G. Persistent periapical radiolucencies of root-filled human teeth, failed endodontic treatments, and periapical scars. Oral Surg Oral Med Oral Pathol Oral Radiol Endod 1999;87(5):617-627.

8. Mainkar A, Kim SG. Diagnostic accuracy of 5 dental pulp tests: a systematic review and meta-analysis. J Endod 2018;44(5):694-702.

9. Miller SO, Johnson JD, Allemang JD, Strother JM. Cold testing through full-coverage restorations. J Endod 2004;30(10):695-700.

10. Tronstad L. Root resorption--etiology, terminology and clinical manifestations. Endod Dent Traumatol 1988;4(6):241-252.

11. European Society of Endodontology (ESE) developed by:; Patel S, Lambrechts P, Shemesh H, Mavridou A. European Society of Endodontology position statement: External Cervical Resorption. Int Endod J 2018;51(12):1323-1326.

12. Iwaya SI, Ikawa M, Kubota M. Revascularization of an immature permanent tooth with apical periodontitis and sinus tract. Dent Traumatol 2001;17(4):185-187.

13. Banchs F, Trope M. Revascularization of immature permanent teeth with apical periodontitis: new treatment protocol? J Endod 2004;30(4):196-200.

14. https://www.aae.org/specialty/clinical-resources/regenerative-endodontics/

15. https://f3f142zs0k2w1kg84k5p9i1o-wpengine.netdna-ssl.com/specialty/wp-content/uploads/sites/2/2018/06/ConsiderationsForRegEndo_AsOfApril2018.pdf

16. 下野正基. Revascularization（再生歯内療法）の課題と可能性. 日本歯内療法学会雑誌 2017;38(1):1-12.

17. Cohen S, Burns RC. Pathways of the pulp. 6ed. St. Louis: Mosby, 1994.

18. Simon S, Rilliard F, Berdal A, Machtou P. The use of mineral trioxide aggregate in one-visit apexification treatment: a prospective study. Int Endod J 2007;40(3):186-197.

PART 3

歯内治療の
ルール

Rules of
Endodontic
Treatment

ラバーダムはすべての症例で行う

ラバーダムは穴布と同じ

筆者は根管治療を行う際、必ずラバーダムを使用する。ラバーダムは手術の際の穴布と同じと考えれば、「ラバーダムをせずに根管治療をするのはあり得ない」というのが筆者の考えである（**図27-1**）。

根管治療はけっして短時間で終わる処置ではない。長時間根管内に口腔内常在菌が侵入するのを防ぐには、ラバーダムが最適であると考えている。**「患者が苦しがっている」**という意見もあるが、治療内容を説明し、ラバーダムの有用性をしっかり患者に伝えれば、**「次回も使って欲しい」**という要望が多いのも事実である。

外科医が滅菌しない器具で穴布もかけずにメスを入れるであろうか？

▼ ラバーダムの役割

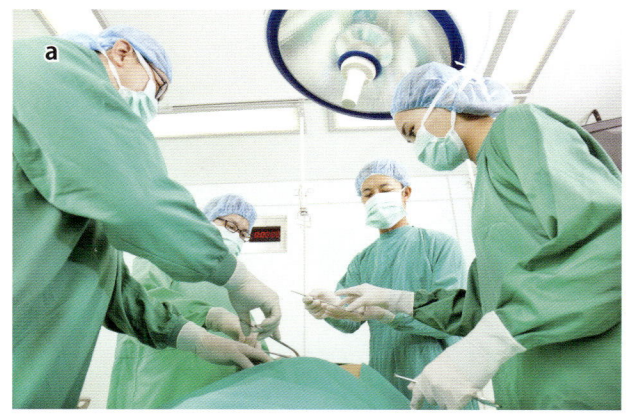 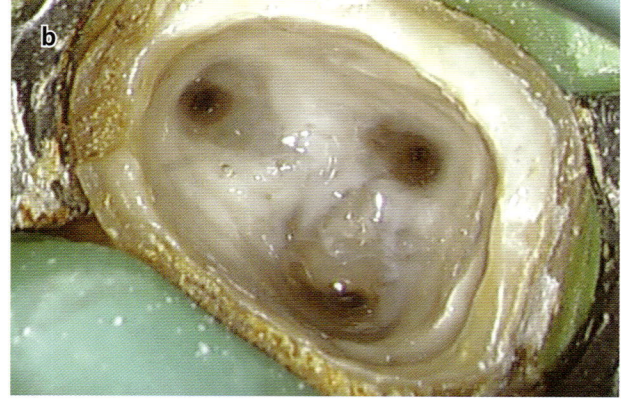

図27-1a、b 外科手術では穴布で覆う。ラバーダムも穴布と同様であり、口腔内常在菌が根管内に入るのを防ぐためには必須である。

ラバーダムを使用すると成功率が上がる理由

「ラバーダムをすると成功率が上がる」という論文がある[1,2]。しかし、その内容については疑問点もある。ラバーダムをするだけでどんな歯科医師でも根管治療の成功率が上がるのであればいいのだが、それ以外の要素も関与するのが臨床である。たとえば、ラバーダムをする歯科医師は器具の滅菌から根管内の無菌化に対する意識が高く、そのために治療成績も上がっているのではないだろうか。実際、マイクロスコープを使いニッケルチタンファイルで根管形成したとしても、治療中に唾液とともに口腔内常在菌が根管内に入っていくような環境では、けっして治療は成功しない。

他にも、「ポスト形成でラバーダムを使用すると根管治療の成功率が上がる」という報告がある[3]。これは、根管充塡の封鎖性が接着というレベルに至っていないために、歯冠補綴を含めた封鎖性が根管治療に影響するためだと考えられる。つまり、根管内の細菌感染を取り除くことが目的である以上、治療中に新たな感染をさせないことは当たり前のことである。

ラバーダムには他にも多くのメリットがある。『細菌の再感染を防ぐ』ことが最大のメリットであるが、舌を排除することによりその動きに気を遣わず、『治療に専念できる』のである。外科処置で穴布をかけるメリットの1つに「外科医の集中力向上」があげられるが、これも同様であろう。

自分に置き換えて考えてみよう

自分が治療を受ける立場になったら、どのような治療を受けたいのか考えて欲しい。自分が手術を受けるとき、「穴布をかけずに滅菌しない器具で手術をします」と外科医にいわれたとしたら、あなたは受け入れられるであろうか？

ラバーダムとは、まさにそれくらい根管治療において必要不可欠なものなのである。

「露髄の直径が2mm以上だと抜髄」ではない

　「熱いものがしみるのなら抜髄」「露髄面が直径2mmを超えているから抜髄」などと短絡的に治療方針を決定してはいけない。抜髄の適応症は不可逆性歯髄炎である。しかし、臨床的に歯髄の診断は難しく、不可逆性歯髄炎と可逆性歯髄炎のボーダーラインはそれほど明確ではない。当たり前だが、人間の身体はスイッチをオンオフするように切り替わるわけではないので、ボーダーラインにはあいまいなグレーゾーンが存在する。

　歯髄が正常に戻ろうと頑張っているギリギリの段階と、歯髄炎が進行して歯髄壊死に移行し始めている段階では、臨床的に区別がつかないことがある。このような場合、患者に強い自発痛がないのであれば歯髄保存療法を試みて、経過観察するのも一案であろう。

　「う蝕を除去し露髄した症例では、歯髄に感染が及んでいるので抜髄の適応だ」という考えもある。しかし、歯髄の感染は思っていたより深くまで及んでいないため、部分断髄（Partial Pulpectomy）のように歯髄を一部除去した状態で歯髄保存療法を試す価値があることもわかってきている。

　露髄面の歯髄を一層削除すると、健全な歯髄が現れ、歯髄が正常に機能していることをマイクロスコープ下で確認することができることがある。そのような症例では覆髄処置を行い、歯髄保存療法を試みるべきであろう。

コラム　歯髄保存に臨むにあたっての心構え

　2024年7月、「歯髄保護の診療ガイドライン」が日本歯科保存学会と日本歯内療法学会の協同で上梓された（https://jea-endo.or.jp/publication/publications.html）。ステップワイズ法の利点、覆髄材料としてのMTAの使用など、臨床でどうするべきか迷う場面で治療法を決定する手助けとなるような内容になっている。ぜひご一読いただきたい。

　歯髄保存の適応症については、今後症例を重ねていくことにより、新たな基準ができてくると考えられている。安易に抜髄をしないことが重要だが、歯髄保存処置後に生じる根管の狭窄や、歯髄保存にこだわり痛みを我慢することにより慢性痛に移行してしまうなどのデメリットも患者に説明し、術後の定期チェックをしっかり行うことが重要である。

▲歯髄保護の診療ガイドライン

▼ 部分断髄により歯髄保存を行った症例

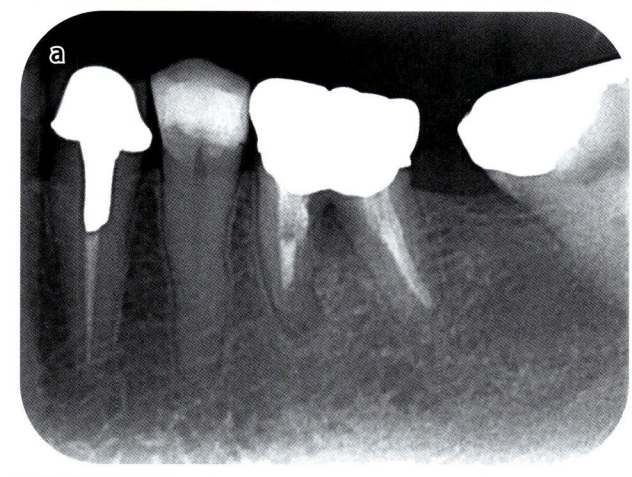
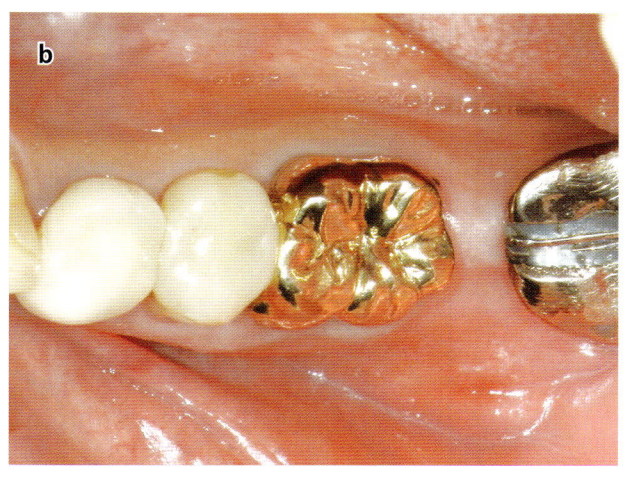

図28-1a、b 患歯は下顎左側第二小臼歯。「1年前にむし歯の治療をしたが、その後も噛むと痛みがあった。1か月前から冷たいものや熱いものでしみて、ズキズキ痛むので痛み止めを飲み続けている」とのこと。エアーで強い痛みが誘発される。不可逆性歯髄炎のため抜髄の適応と思われた。

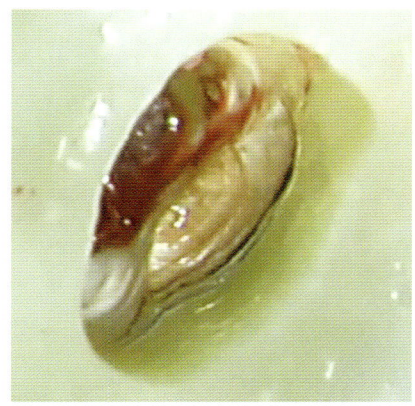
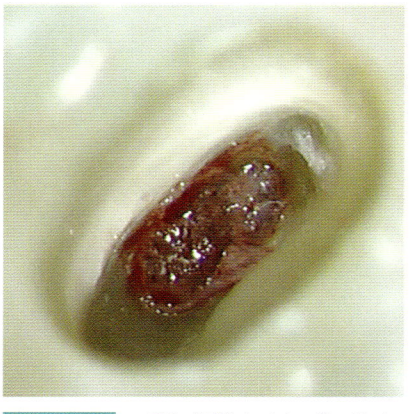
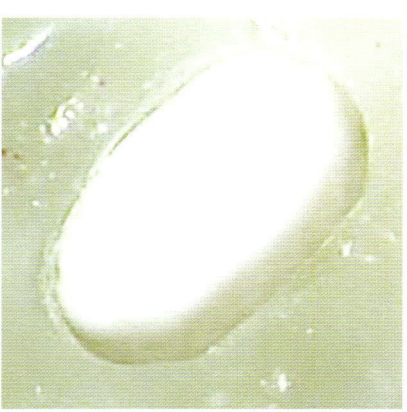

図28-1c 充填物下の軟化象牙質を除去すると露髄した。歯髄からは出血が見られた。

図28-1d 丁寧に歯髄を少しずつ除去（部分断髄）すると出血は少なくなり、露髄面にエアーをかけても歯髄は象牙質から剝がれない状態であった。歯髄保存の可能性を説明し、同意を得た。

図28-1e 露髄面をニシカキャナルシーラー BG multi（日本歯科薬品株式会社）にて覆髄した。

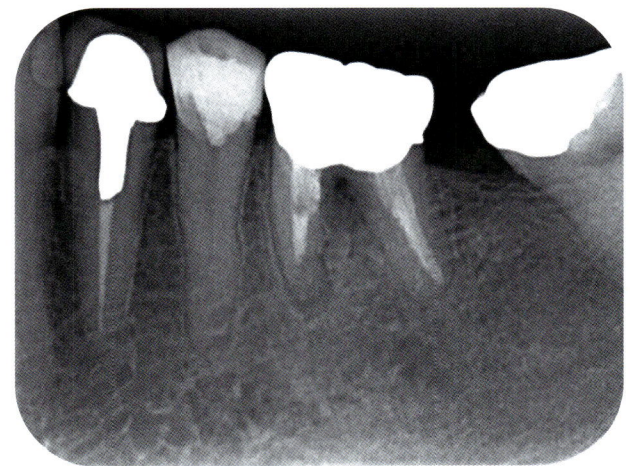
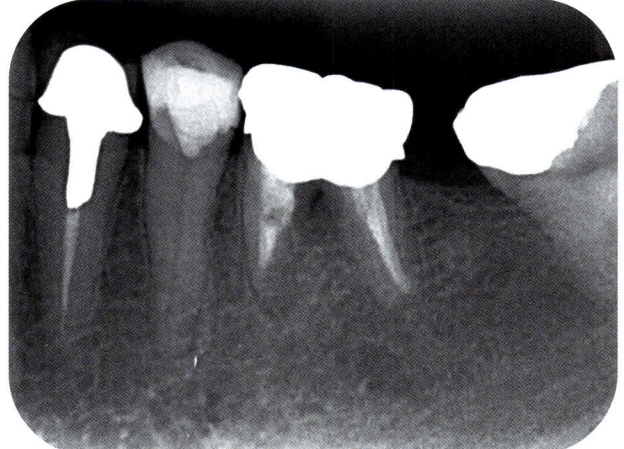

図28-1f 覆髄直後のエックス線写真。

図28-1g 処置直後は若干の痛みを訴えていたが、術前の痛みほどではないとのこと。3か月後には痛みもほとんどなく、エックス線透過像の増大などは見られない。

67

根管形成はコロナルフレアに重点をおく

コロナルフレアとは？

根管形成を 3 つのステップに分けて考えてみると、
STEP 1　髄腔開拡（Access Cavity Preparation）
STEP 2　コロナルフレア（Coronal Flare）
STEP 3　アピカルインスツルメンテーション
（Apical Instrumentation）
となる（**図 29-1**）。

　根管治療で大事なのは根管系の無菌化であるが、そのためには本来の根管に追従した根管形成が必須である。つまり、アピカルインスツルメンテーションの部分で根管に追従することが大切であるが、この部分を形成するファイル（ステンレススチールファイル、ニッケルチタンファイル）が根管に追従するためには、その前のコロナルフレアというステップが重要となる。

　根管上部が狭く、この部分でファイルが拘束されてしまうと、どんな柔軟なファイルを使用したとしてもファイルの動きは限られてしまい、本来の根管に追従するような根管形成はできなくなる（**図29-2 の左**）。根管上部を十二分に拡大しておくことにより（**図 29-2 の中央**）、同じファイルでも容易に根管をネゴシエーション（探索）することができ、穿通が可能となる（**図 29-2 の右**）。

　なお、筆者はコロナルフレアという言葉を使っているが、
　　• アーリーフレアリング
　　• エンド三角の除去
　　• ストレートラインアクセス
などという言葉も同じことを意図している。

コロナルフレアのすすめ

　根管形成の STEP 2 にてコロナルフレアをしっかり行うことにより、さまざまなメリットが得られる。

　たとえば、**根管内細菌は歯冠側から侵入してくるため、根管上部の感染が強い。その根管上部を早い時期に拡大清掃することにより、根管内細菌感染の大部分を除去することができる。** また、根管洗浄液が根尖部に作用する時間が治療結果に影響を与えるが、**コロナルフレアをしっかり行うことにより、根尖部に根管洗浄液が到達しや**

▼ 根管治療の３つのステップ

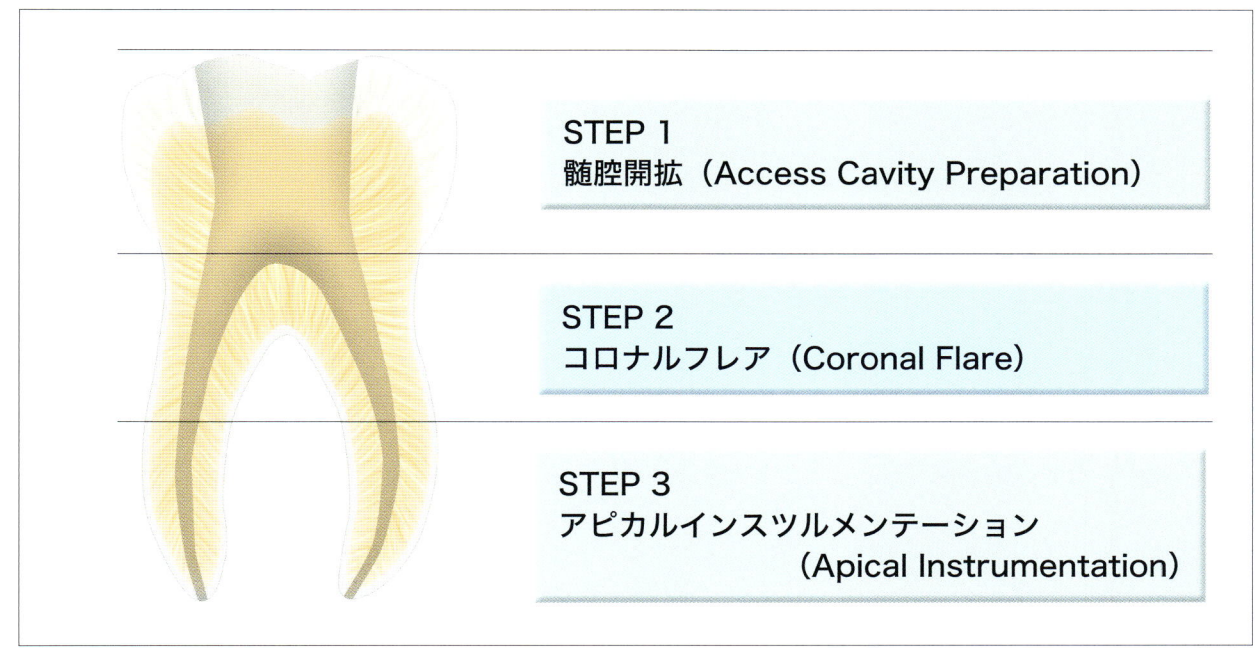

STEP 1
髄腔開拡（Access Cavity Preparation）

STEP 2
コロナルフレア（Coronal Flare）

STEP 3
アピカルインスツルメンテーション
（Apical Instrumentation）

図29-1 根管形成は３つのステップに分けて考えるとわかりやすい。

▼ コロナルフレアの意義

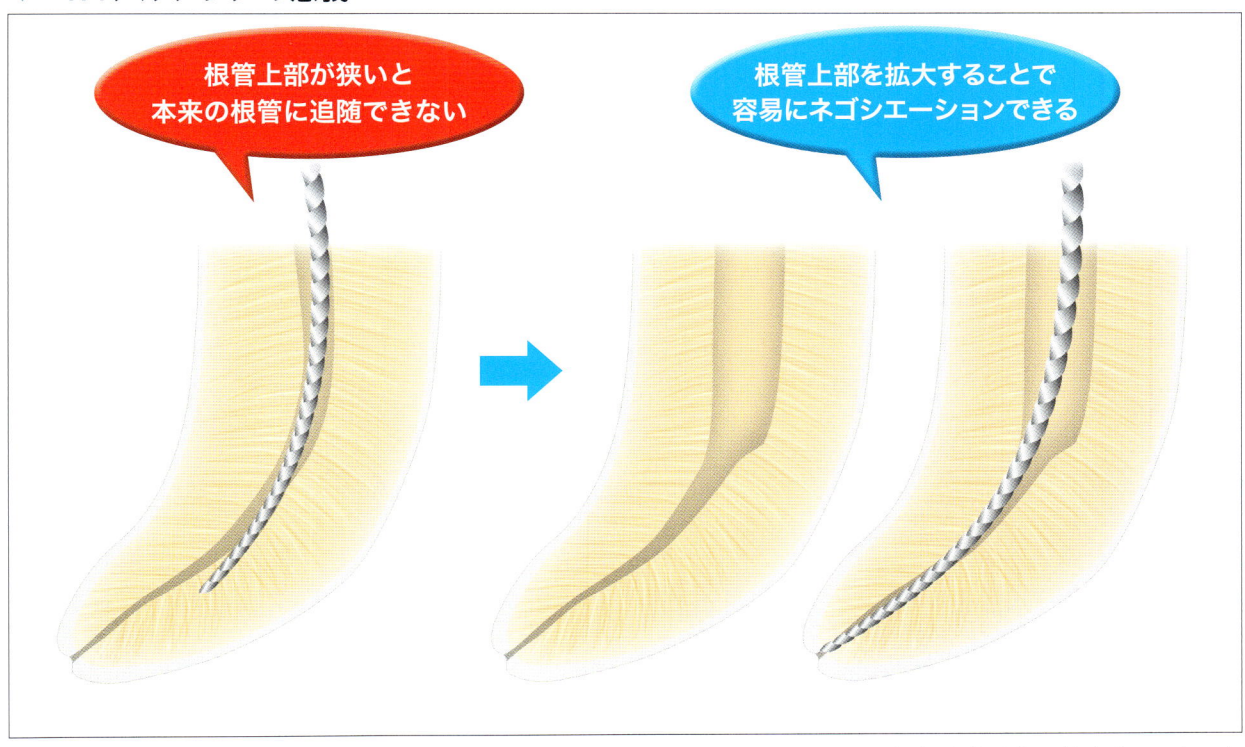

根管上部が狭いと
本来の根管に追随できない

根管上部を拡大することで
容易にネゴシエーションできる

図29-2 根管上部が狭いとファイルが拘束され本来の根管に追随させることは困難だが、根管上部を拡大することで容易に根管をネゴシエーションすることができるようになる。

すくなる。

さらに、**コロナルフレアを行うことにより、拡大形成中に作業長が変化しにくくなる**。むしろ、十分なコロナルフレアができていないと、根管形成中にファイルの挿入角度が変わっていき、作業長が1mm ぐらい変わることも少なくない。つまり、それだけコロナルフレアは重要なのである。

コロナルフレアの作りかた

コロナルフレアを作るにはさまざまな方法がある。ここでは筆者が行っている方法を紹介するが、必ずこの方法でなければいけないというわけではない。要は、『**根尖部で根管に追従するための十二分なスペースが根管上部に確保されているか**』という目的を理解していることが大切である。

根尖部の湾曲に追従した根管形成を行うためには、**コロナルフレアでは湾曲の外側を切削するようにし（Anti-curvature Technique）、湾曲を少なくする必要がある**[4]。このことにより、根管内部でのストリップパーフォレーションの危険も少なくすることができる。湾曲の外湾を切削するためには、根管を同心円に切削していくニッケルチタンファイルより、**意図的に外湾を切削できるステンレススチールファイルのほうが優れているため、筆者はゲーツグリッデンドリルを使用している**。

ゲーツグリッデンドリルを #2 ➡ #3 ➡ #4 の順でそれぞれ無理なく入るところまで挿入しながら、腹の部分を使って外湾を切削する。その後、#3、#2 と再び同じゲーツグリッデンドリルを使用するが、先程とは挿入方向が変わるため、より深くまで無理なく挿入することが可能となる（**図 29-3、29-4**）。

世界の潮流は「コロナルフレアを小さくする」

最近のニッケルチタンファイルは超弾性という特性から、形状記憶という特性に移行し、プレカーブを付与することも可能となった。その結果、根管内で逸脱する可能性がより少なくなってきている。この柔軟性の向上から、「コロナルフレアの量も最小限にしよう」というのが最近の動向である。

筆者もコロナルフレアの量は以前より小さくなってきている。しかし、湾曲の大きな根管の症例や開口量が小さい患者の治療では、必要に応じてコロナルフレアの量を増やす必要もある。

若手の歯科医師には、まずゲーツグリッテンドリルによるコロナルフレアを習得し、そこから徐々にコロナルフレアを小さくしていくようにしていくことを推奨する。

▼ コロナルフレアのステップ

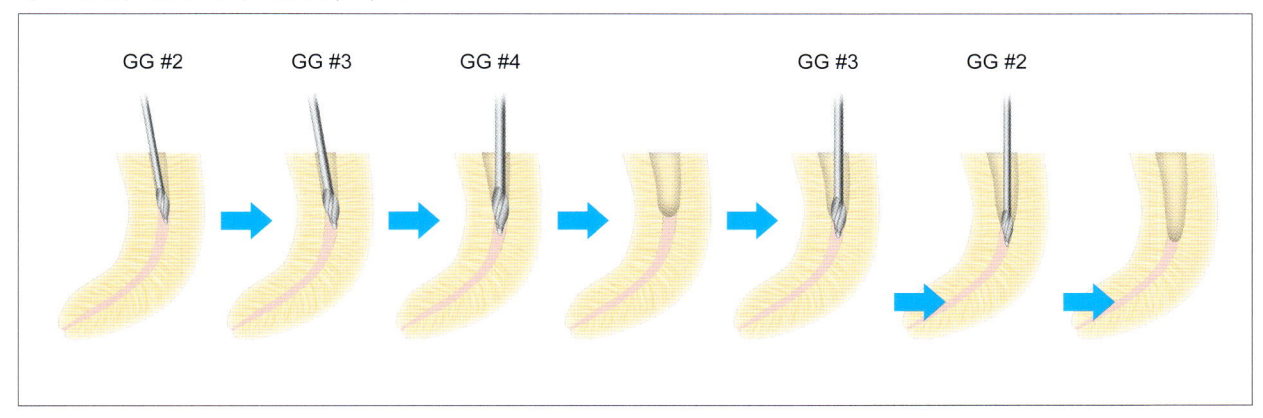

図29-3 ゲーツグリッテンドリルを #2 → #3 → #4 → #3 → #2 の順に使用し、湾曲の外湾を広げるように切削する。

▼ コロナルフレアの実際

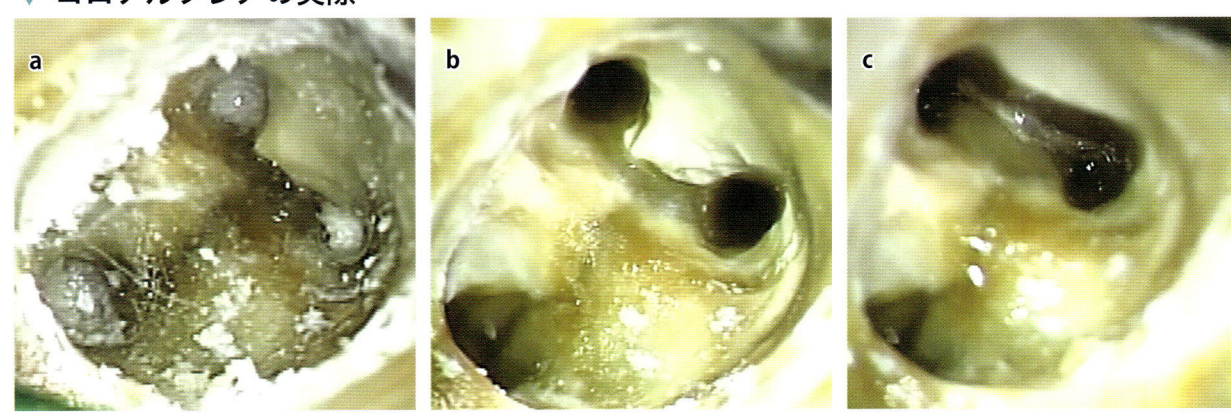

図29-4 根管口を明示し（**a**）、コロナルフレアを行う（**b**）。イスムスに対して湾曲の外湾方向に切削していることがわかるだろうか？ イスムス部分にも細菌が入り込んでいる可能性があるため、コロナルフレアにあわせて外湾を切削する。症例によってはこの部分に新たな根管を発見することもある。

コラム　ゲーツグリッテンドリル使用のすすめ

　臨床経験が浅いうちは、本来の根管を逸脱したり穿孔したりしないように、ゲーツグリッテンドリルを使用することを推奨する。しかし、慣れてくるとゲーツグリッテンドリルを取り換えるのが煩わしくなってくるため、筆者は現在、#330 のサージカルバーを使用してコロナルフレア形成を行っている。#330 のサージカルバーは過剰切削を行うリスクもあるので、注意が必要である。

　かく言う筆者も、根管の湾曲などがはっきりわからないような細い根管では、慎重にゲーツグリッテンドリルを使用するようにしている。

30 次亜塩素酸ナトリウムとオキシフルの交互洗浄は行わない

　30 年前に筆者が大学で受けた教育は、「次亜塩素酸ナトリウム（NaOCl ／通称ヒポクロ）とオキシフルの交互洗浄により酸素が発生し、根管内を洗浄する」というものであった。しかし、酸素の発生は根管洗浄にあまり役に立たず、かえって次亜塩素酸ナトリウムの有機質溶解作用を減弱させてしまうため、現在では交互洗浄は行っていない。

　現在行っている根管洗浄は、根管形成中は次亜塩素酸ナトリウムのみで行い、根管充塡前にスメア層を除去するために EDTA を一定時間作用させ、その後次亜塩素酸ナトリウムで数分間洗浄し、側枝や根尖分岐の無菌化を図るという方法である。米国歯内療法学会会員へのアンケート調査でも、90％以上が次亜塩素酸ナトリウムをメインに使用している（**図 30-1**）[5]。

　根管洗浄液として使用する次亜塩素酸ナトリウムの濃度は、「1.5％」や「0.5％が適切」という意見もあるが、次亜塩素酸ナトリウムの希釈は難しく、希釈する液により濃度が必要以上に落ちてしまうことがある。**希釈したからといって安全性が高まるわけではないことを考え、筆者は市販の次亜塩素酸ナトリウムを希釈せず使用している。**前述のアンケートでも、使用している次亜塩素酸ナトリウムの濃度として 5％以上が多数を占めている（**図 30-2**）[5] ことからも、希釈することによるメリットは「あまりない」ということであろう。

▼ 米国歯内療法学会会員が使用している洗浄液と次亜塩素酸ナトリウムの濃度

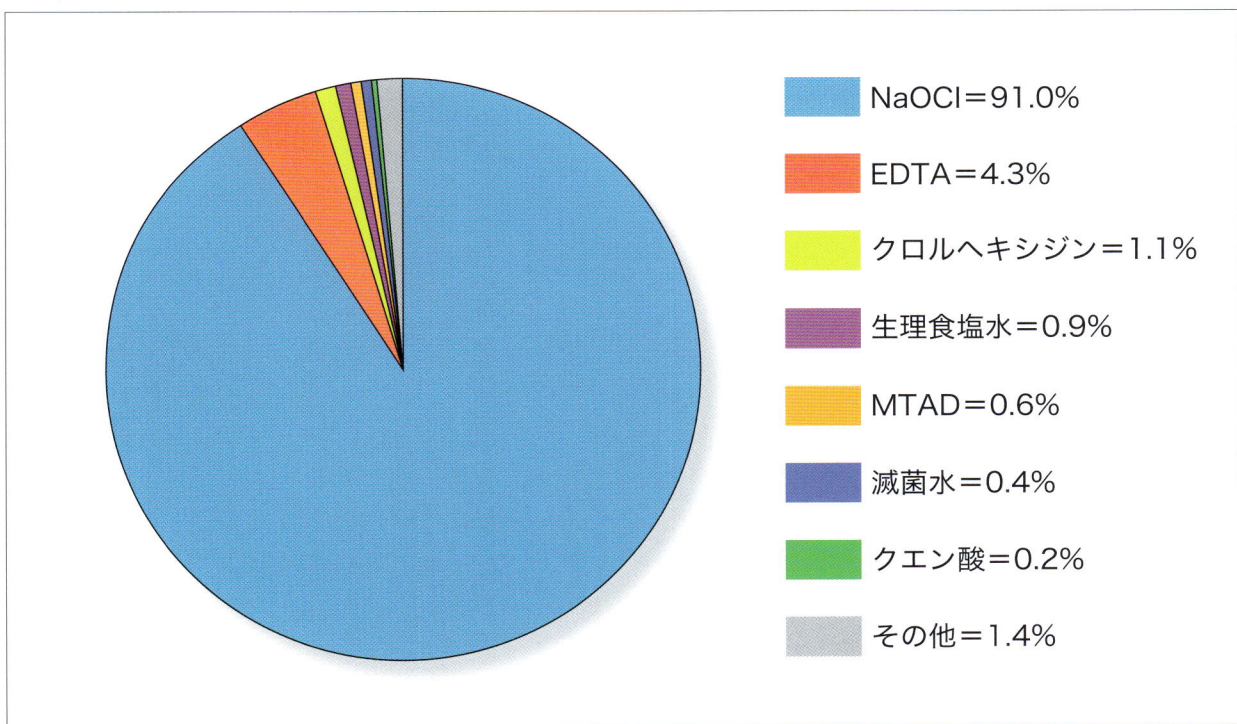

図30-1 米国歯内療法学会会員が使用している洗浄液（参考文献5より引用改変）。

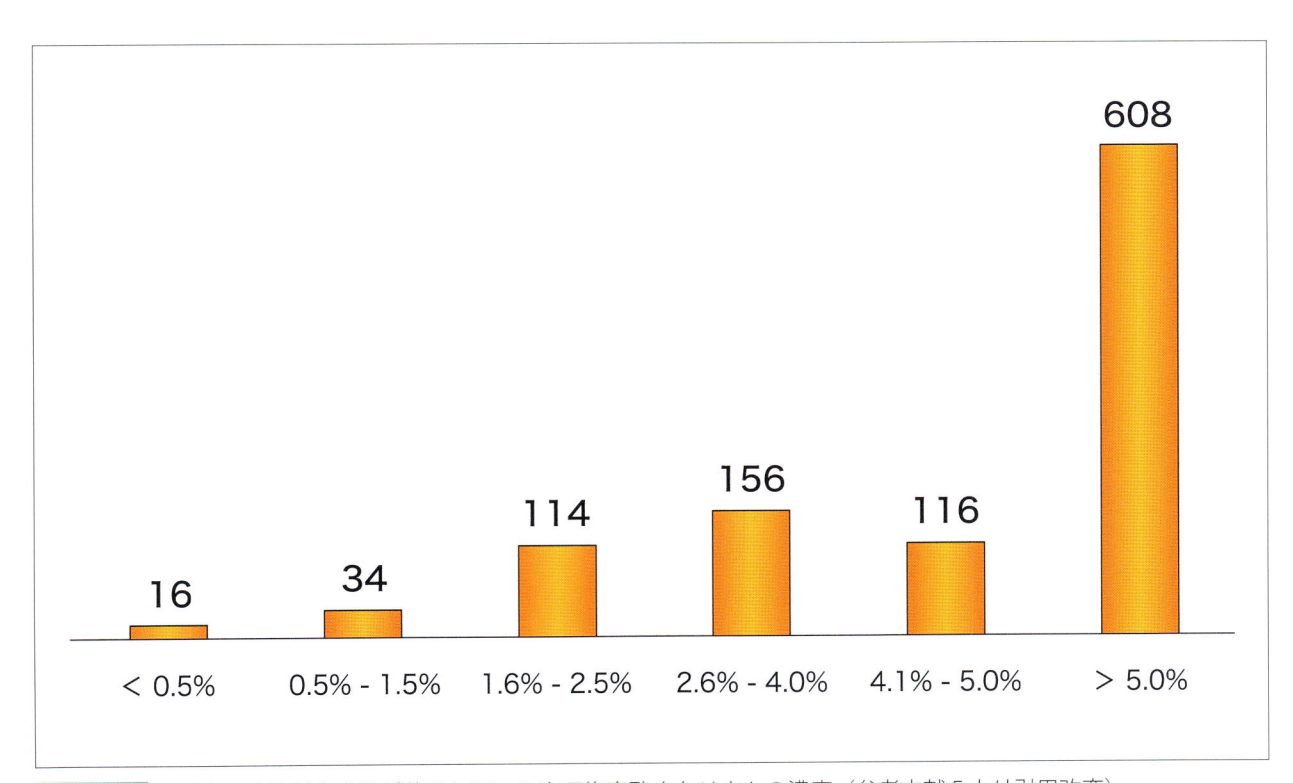

図30-2 米国歯内療法学会会員が使用している次亜塩素酸ナトリウムの濃度（参考文献5より引用改変）。

31 根管形成の時間の９割は、10番のファイルを持つ

全体的な成功率

69.03%

根管形態に追随した群の
成功率

86.8%

根管形態を逸脱した群の
成功率

47%

図31-1 以前の治療で根管を逸脱していると成功率は下がってしまう（参考文献6より引用改変）。たとえ初回根管治療（抜髄や歯髄壊死の歯）であっても、拡大途中で根管を逸脱してしまえば成功率は下がってしまうだろう。

　根管形成の目的は根管内の細菌感染を取り除くことであるが、そのためには根管に追従した根管形成が必須である。もし本来の根管を逸脱して根管形成をしてしまえば、本来の根管内の細菌感染を取り除くことはより難しくなってしまう。

　ニッケルチタンファイルのおかげで湾曲した根管に追従した根管形成が容易にできるようになったが、その前に**根管のネゴシエーションおよび穿通、そしてグライドパスの形成という段階で本来の根管を逸脱してしまうと、ニッケルチタンファイルを使っても本来の根管に追従する根管形成はできない**。

　前医の根管形成が根管に追従していれば成功率は86.8%だが、逸脱していると47%に下がるという報告がある（**図31-1**）[6]。これは根管形成中にも当てはまる。もしネゴシエーションから穿通、グライドパスという段階で根管を逸脱してしまっていれば、その後にいくらニッケルチタンファイルを使用しようが本来の根管にファイルは追従していかない。**グライドパスまでのステップを、いかに丁寧に行うかが重要である**（**図31-2**）。なおグライドパス用のニッケルチタンファイルも発売されており、このステップもニッケルチタンファイルを使うことにより根管に追従するという報告がある[7]。現在根管形成の成功と失敗の分岐点は、ネゴシエーションから穿通までのステップであるといっても過言ではない。

　このネゴシエーションのステップは通常手用ステンレススチールファイルで行わねばならず、時間もかかる。筆者は #8 と #10 のCファイルを愛用しているが、このファイルを使っている時間が根管形成の大半を占めている。つまり、ここが大切なステップである。

図31-2 成功と失敗の分かれ道は、根管に追従するグライドパスを形成することができるか、すなわちネゴシエーションから穿通（Patency）までで勝負は決まってしまう。

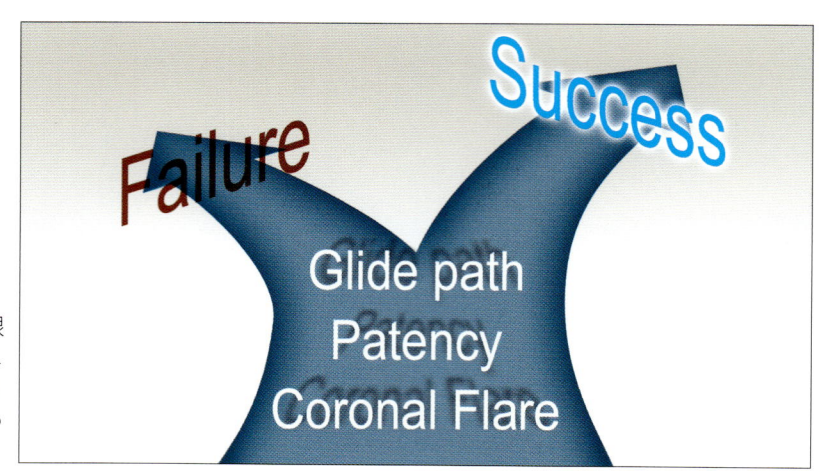

コラム　グライドパスの名づけ親は？

　ニッケルチタンファイルの使用に際し、グライドパスが重要であることは本文で述べたとおりである。では、このグライドパスという言葉はどんな意味があるのであろうか？

　本来のグライドパスとは航空業界の用語であり、飛行機が着陸時の誘導のための道筋（誘導路）を指している。つまり、「ニッケルチタンファイルによる根管形成を成功させるための誘導路（グライドパス）を作ろう」という考えから、歯内療法領域で用いられたのである。

　実はこの概念は、ニッケルチタンファイルが開発された当初からあった。2000年にサンタバーバラで受講したDr. Buchananのコーステキストにも、「#15手用Kファイルで根管形成をしてからニッケルチタンファイルを使用する」と明記されている。論文を紐解くと2003年頃からグライドパスという用語が出てきているので、どうやらこの頃にあるメーカーのニッケルチタンファイル使用説明書に明記されているのではないかと筆者は推察している（真偽は定かではないが）。

　いずれにせよ、ニッケルチタンファイルによる根管形成の誘導路を「グライドパス」と名づけたことにより理解しやすくなったと感じている。

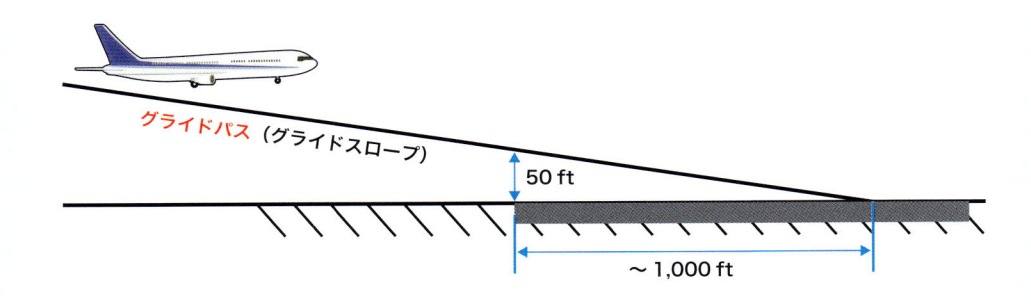

コラム　ニッケルチタンファイルの選びかた

　ニッケルチタンファイルのおかげで根管形成は格段に楽になり、さまざまな特徴を持ったニッケルチタンファイルが発表されている。

　筆者が求めているニッケルチタンファイルの特徴は、
- 柔軟で根管の湾曲に追従すること
- 湾曲を逸脱しないこと
- 切削効率がよく、できるだけ短時間で根管形成ができること

である。

　残念ながら『湾曲を逸脱しないこと』と『切削効率がよいこと』は相反することを要求しているため、100%満足のいくニッケルチタンファイルはまだ存在しない。しかし、理想に近づいたニッケルチタンファイルがここ数年発売されているので、ぜひそれぞれの特徴を吟味して臨床に応用してほしい。

再根管治療こそ
ネゴシエーションに時間をかける

なぜ再根管治療が難しいのか？

再根管治療の成功率は約77%という報告[8]があり、一般に初回根管治療の成功率より落ちると考えられている。その理由の1つが、根管内の感染である。根管内をいったん感染させてしまうと、細菌はイスムスや側枝、根尖分岐といった根管系の複雑な部分に入り込んでしまい、除去することが難しくなってしまう。**ニッケルチタンファイルなどを用いても根管系の60〜80%しか拡大清掃ができない**という報告（**図32-1**）[9]があるように、一旦根管内に入った感染源は完全に取り除くことは難しいため、再根管治療の成績が落ちるのも当たり前である。

もう1つの理由は、根管の逸脱である。**根管を逸脱した形成を前医が行っていると、本来の根管にファイルを入れることは難しくなってしまい、根管系の無菌化ができなくなってしまうのである。**

▼ ニッケルチタンファイルの限界

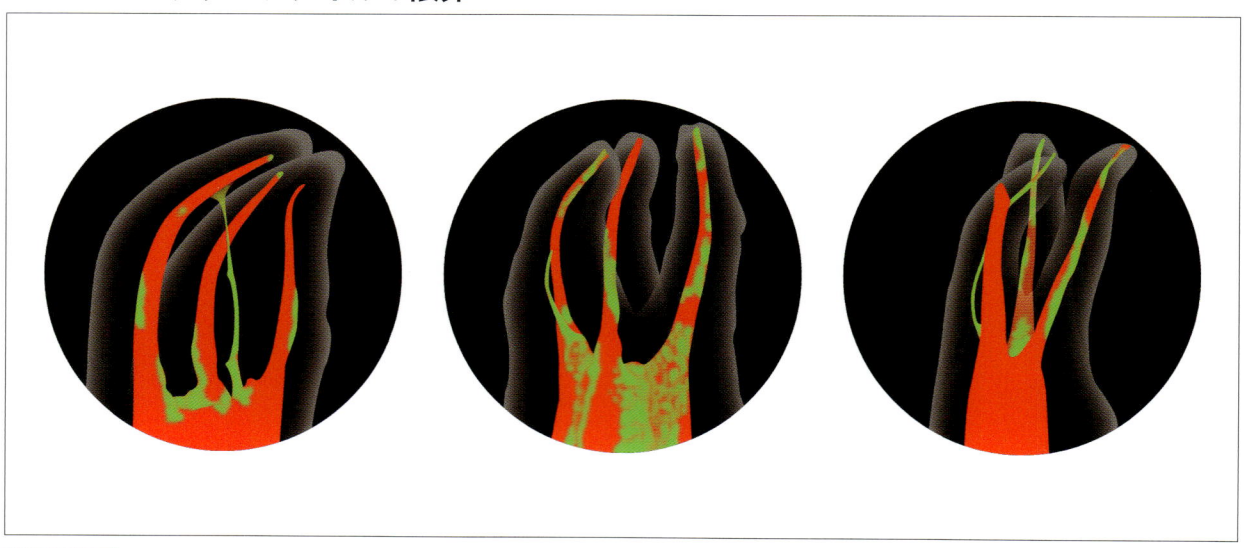

図32-1 赤は根管系に対しニッケルチタンファイルが当たっている部分、緑は当たっていない部分を示す（参考文献9を参考に作図）。ニッケルチタンファイルを使用しても、根管系の60〜80%の根管壁しか切削できない。

本来の根管にファイルを入れるには？

本来の根管にファイルを入れる（ネゴシエーション）には、#10以下のファイルにプレカーブを付与し（**図32-2**）、本来の根管を探っていく（**図32-3**）。プレカーブの大きさや角度は、そのときの根管の太さや探りたい根管の方向によって術者が試行錯誤する必要がある。また、**根管の湾曲の方向をデンタルエックス線写真から三次元像を作り出し、その湾曲の反対側にファイルの弧の部分を当てるようにする。**この操作により、根管内を360度探るのではなく、一定の方向を探ることが可能となり、また根管内の凹凸を乗り越え本来の根管にネゴシエーションすることが可能となる。

臨床では術者の手指が視野を妨げてしまうが、手用ファイルのヘッド部にある文字や数字の方向にあわせてプレカーブを付与することにより、手指の間から見えるヘッドを確認することで、探っている方向を確認することができる（**図32-4**）。

▼ ネゴシエーションのコツ

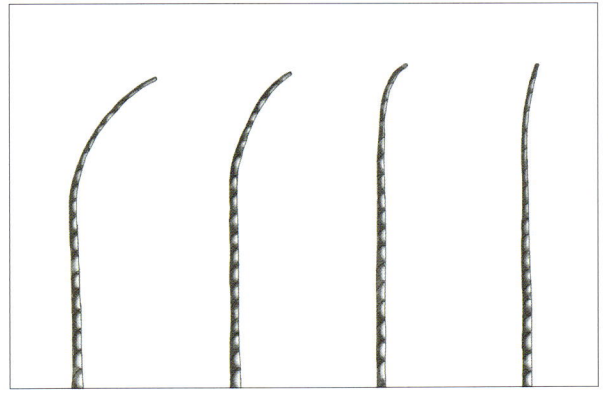

図32-2 プレカーブの大きさは、根管の大きさと湾曲の度合いにより変化させる。

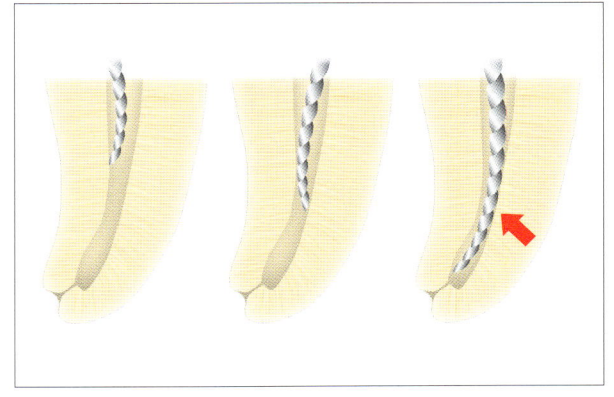

図32-3 プレカーブを付与したファイルにて本来の根管をネゴシエーションする。レッジのついた根尖部は、プレカーブをつけたファイルの背を湾曲の外湾部に当てて（➡部）、本来の根管をネゴシエーションする。

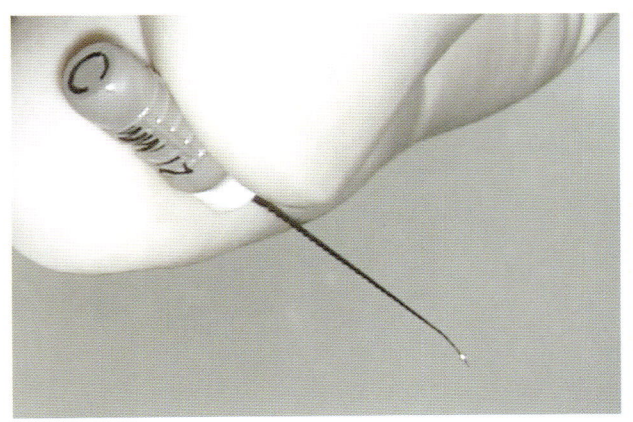

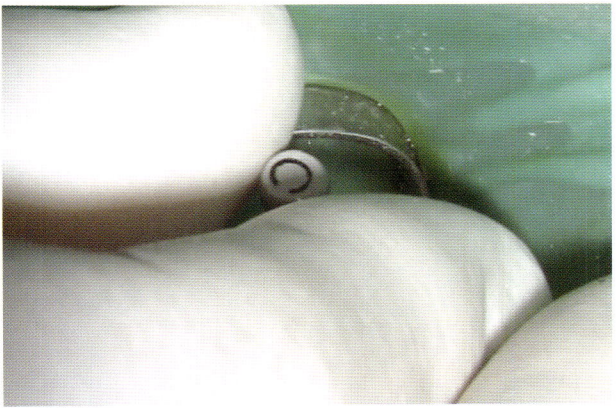

図32-4 ヘッドに印記された文字の方向（この場合は「C」の字の切れ目の方向）にプレカーブを付与する。マイクロスコープ下では、わずかに見えるこのヘッドの向きを参考に、根管のどの方向を探っているのかを確認する。

エンジンを使ったネゴシエーション法も習得せよ

　あかない根管を手用ファイルでネゴシエーションすることは容易ではない。前述のようにこのステップが再根管治療でもっとも時間がかかり、難しいステップと言うことができるだろう。歯内療法専門医がもっとも時間をかけるステップの1つでもある。そこでここでは、『ネゴシエーションをエンジンで行ってしまおう』という新たな方法を紹介する。すこしアドバンスドな内容になるので、いきなり臨床で行わず、抜去歯を使って練習してほしい。

　再根管治療における「あかない根管」のほとんどは、本来の根管にファイルをネゴシエーションできないことによる。本当に石灰化している根管もあるが、割合はけっして多くない。**本来の根管にファイルをネゴシエーションできないのは、すでに根管を逸脱した形成が行われているためである**（図33-1）。

　Rule 32 のようにファイルにプレカーブをつけて本来の根管をネゴシエーションしていくわけだが、このときに #10 スーパーファイル（マニー）にプレカーブをつけて、トライオート ZX2（モリタ）の OGP モードを使用する（**図33-2**）[10, 11]。本来の根管がちゃんと存在すれば、レッジを乗り越えてネゴシエーションすることができる。

　この方法の利点は、エンジンを使うことによりマイクロスコープ下でも視野が妨げられることがない点であり、またなにより術者の手指の疲労がなくなることである。慣れてしまえば手指によるネゴシエーションより格段に楽になるので、ぜひ練習をしてもらいたい。

▼ あかない根管の原因

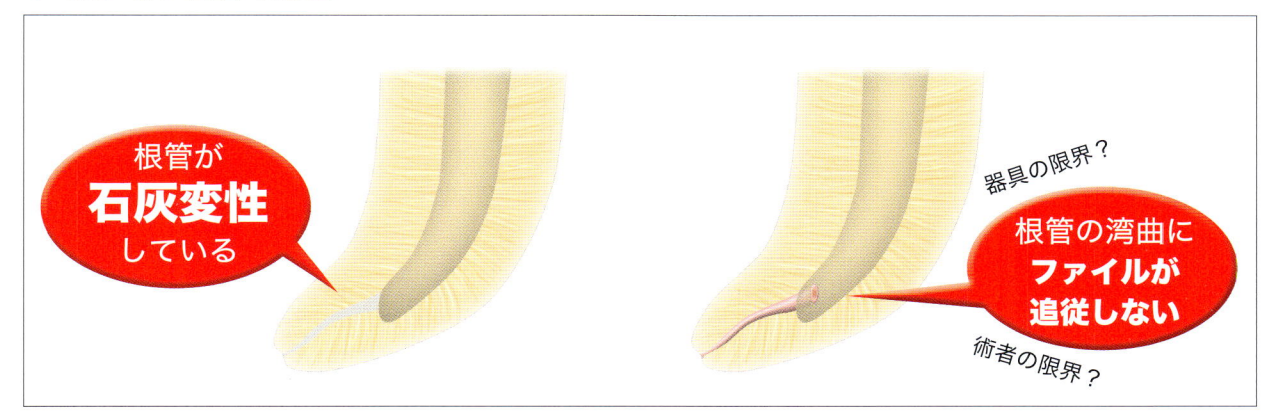

図33-1 本当に石灰変性してあかない根管はわずかである。あかない根管のほとんどは、本来の根管と違うところにファイルがあたっている。

▼ エンジンを用いたネゴシエーション法

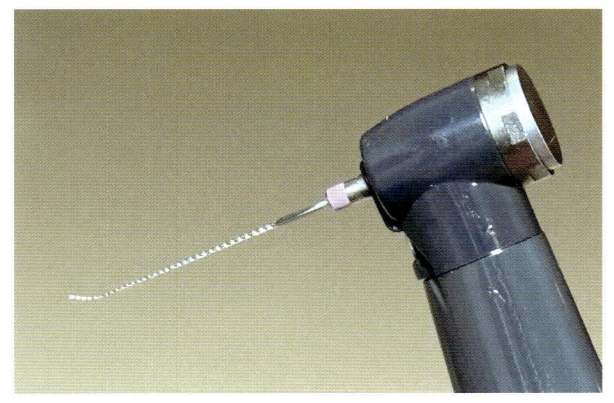

図33-2a プレカーブをつけたスーパーファイルをトライオート ZX2 に装着。

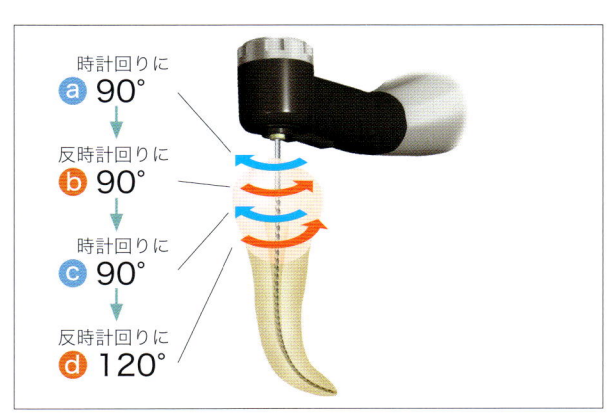

図33-2b OGP モードの 90deg を使用する。ⓐ時計回りに 90 度→ⓑ反時計回りに 90 度→ⓒ時計回りに 90 度→ⓓ反時計回りに 120 度を繰り返す。回転数は 100rpm を使用して、エンジンを小さく上下動させるのがコツである。

コラム　あける？　空ける？　開ける？

　「あかない」根管を「あける」──実は本書ではあえて「あける」と書いている。その理由は、正しく当てはまる漢字が不明だからだ。

　あったものを取り除き、新たに入れないで、からの状態にする、というのであれば「空ける」、隔てや仕切りになっているものを取り除く、というのであれば「開ける」という漢字があてはまる。しかし、「開ける」と書くと適切ではないような気がしてならない。あかない根管をあけるのは、ドアを開くように力でこじ開けるのではなく、本来の根管を探す（ネゴシエーション）ことにより穿通することである。

　──ならば、はじめから「根管を探索（ネゴシエーション）する」と言っていればよかったのかもしれない。

34 ファイルの選択は 1つのシステムにこだわる必要はない

メーカーによって異なるファイルの柔軟性

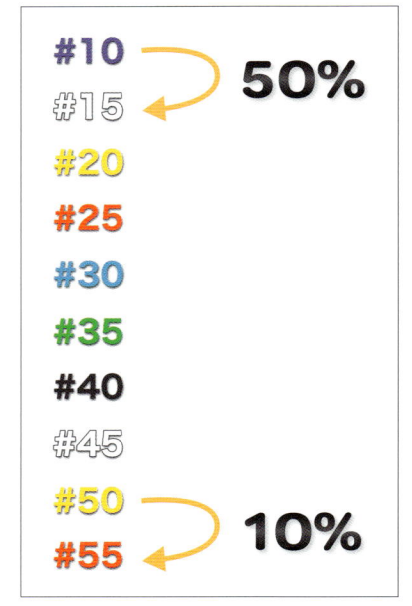

#10
#15　**50%**
#20
#25
#30
#35
#40
#45
#50
#55　**10%**

図34-1 ISO の国際規格による
ファイルの番手と、その増加率

　ファイルの番手は先端の直径を表している。#10 から #15 に番手を上げるには 50％ の増加率になるので上げにくい。一方、#50 から #55 は 10％ の増加率のため上げやすい（**図 34-1**）。**歯内療法専門医が気をつかい時間をかけるのは #20 以下の細い番手である。この部分の形成をグライドパスと呼んでいる**（☞ Rule 31 参照）。

　「根管形成は 1 つのシステム（メーカーや種類）で行わねばならない」というルールはない。たとえば同じ K ファイルでも、メーカーによって柔軟性が異なる。ニッケルチタンファイルを使わず、手用ステンレススチールファイルで根管形成する場合でも、途中でファイルの種類やメーカーを変えてもいいのである。

　#10 などの細い番手は、どのメーカーでもある程度の柔軟性がある。しかし、根管をネゴシエーションするにはある程度のコシが必要となる。筆者は軟かすぎる #10 より、少しコシの強い #10 を好んで使用している。

　一方、太い番手（#30 以上）になると、柔軟なほうが根管を逸脱しにくくなる。つまり、できるだけ柔軟な手用ステンレスファイルを選んだほうが根管形成は簡単になる。筆者は現在ニッケルチタンファイルを使用しているが、もし手用ステンレススチールファイルから選択するならば、柔軟性の高い RT ファイル（マニー）なども選択肢にあがるだろう（**図 34-2**）。

▼ 柔軟性のある RT ファイル

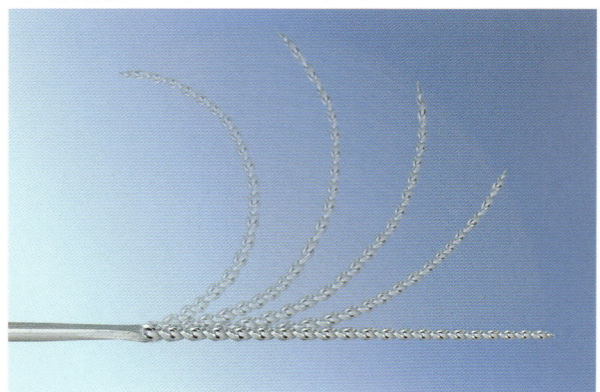

図34-2 同じステンレススチールファイルであっても、メーカーによって、また断面形状などによって柔軟性は異なっている。写真の RT ファイル（マニー）はニッケルチタン製のように柔軟である。ステンレススチールファイルで根管形成するのであれば、RT ファイルのような柔軟性の高いファイルを有効に使うのもよい。

なお、筆者が手用ステンレススチールファイルでグライドパスを形成するなら、#8C ファイルでネゴシエーションから穿通まで行い、#10 までの細い番手はC ファイルを使用する。C ファイルはK ファイルよりもコシが強くネゴシエーションをしやすいファイルである。#10 のC ファイルで穿通まで確認した後、柔軟性が高い RT ファイルを使用してグライドパスを形成する。

細いステンレススチールファイルはネゴシエーションに向いている

ニッケルチタンファイルは超弾性という特性から根管に追従する根管形成が可能であるが、狭窄した根管やレッジのある根管の探索（ネゴシエーション）には不向きである。**根管のネゴシエーションにはステンレススチールファイルのほうが向いているので、細いステンレススチールファイルの使用を推奨する。**

根管をネゴシエーションすることができ、グライドパスを作ることができれば、そこからはニッケルチタンファイルを使用したほうが効率がよい。ニッケルチタンファイルが湾曲に追従した適切なテーパーの根管を形成してくれる（**図 34-3**）。

ニッケルチタンファイルもさまざまな形状と柔軟性を持ち合わせている。使用する前には抜去歯や透明根管模型でしっかり練習してから臨床応用するようにしてほしい。

▼ **ネゴシエーションにおけるステンレススチールファイルの位置づけ**

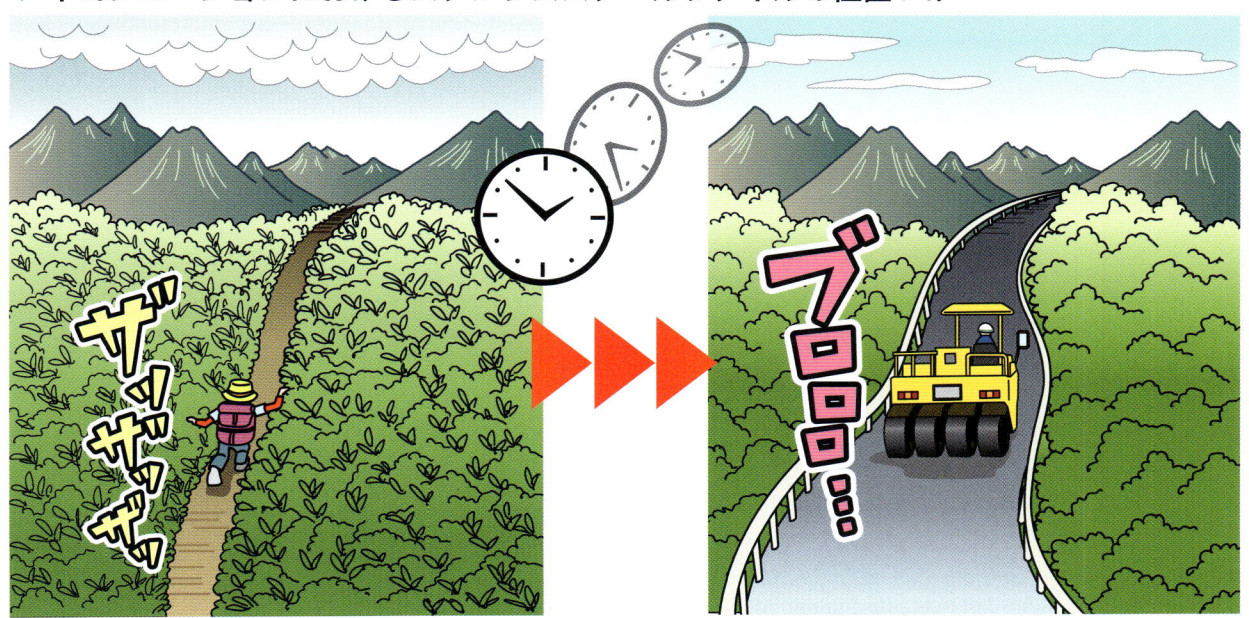

図34-3 狭窄したわずかな根管（けものみち）でも細いステンレススチールファイルでネゴシエーションできれば、その先の湾曲までニッケルチタンファイルがあっという間に拡大（舗装）してくれる。

ガッタパーチャ除去には
切れすぎるファイルを使用するな

　再根管治療においていつも悩まされるのが、根管充塡材ガッタパーチャの除去である。**根管上部であれば、超音波チップの熱を利用してガッタパーチャを軟化し、ゲーツグリッテンドリルを使用して掻き出すように切削するのが効率もよく簡単である。**しかし、根管中央部になるとゲーツグリッテンドリルでは確実に取り除けないようなガッタパーチャがある。そのような場合には、**超音波チップなどを活用して根管壁からガッタパーチャを剥がすようにすると、的確に除去することが可能**である。

　一番困るのは、根尖の湾曲部分のガッタパーチャである。ガッタパーチャがしっかり充塡された根管では、根管壁とガッタパーチャの間にファイルが食い込むように入っていく。湾曲が強い部分のガッタパーチャを除去する際に、**切削能力の高いニッケルチタンファイルを使用すると湾曲外湾の根管壁を一緒に削合することがあり、ガッタパーチャを除去して穿通したつもりが本来の根管とは異なる方向にトランスポーテーションを起こしていることがある**（図35-1）。

　以前は、軟化したガッタパーチャが根尖分岐や側枝に入ってしまうとその後の化学的洗浄も届かなくなるのではないかと考え、ガッタパーチャを軟化せずに柔軟なニッケルチタンファイルを用いて根尖部のガッタパーチャを除去していた。しかし、本来の根管を逸脱してしまうのでは本末転倒であると考え、最近では湾曲の強い根管では積極的にガッタパーチャを軟化するようにしている（**図35-2**）。

▼ 湾曲した根尖付近のガッタパーチャ除去時におけるリスク

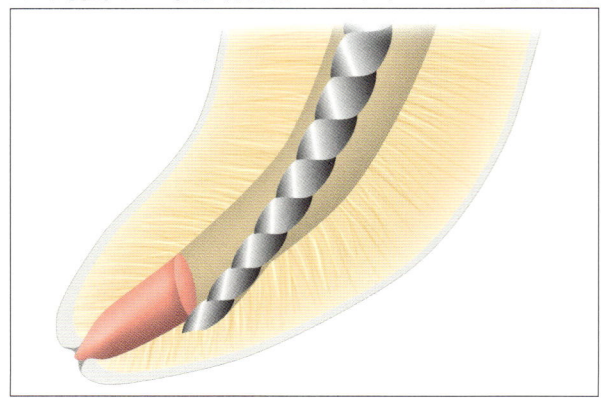

図35-1　湾曲の強い根管で、根尖部にしっかり充塡された根管充塡材を除去しようとした際、湾曲の外側根管壁とガッタパーチャの間にファイルが入り込み、根管を逸脱する方向に切削してしまう可能性がある。

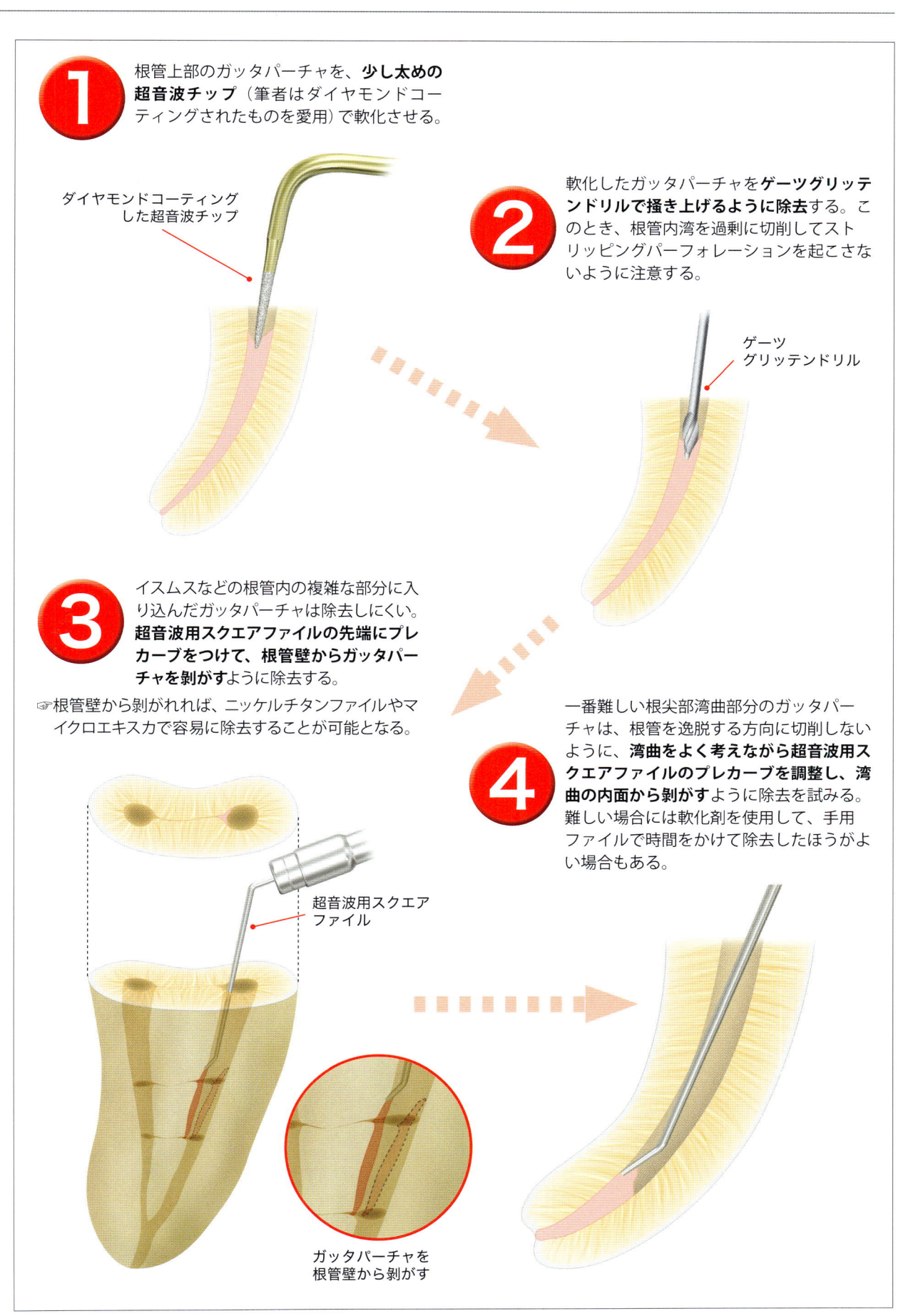

1 根管上部のガッタパーチャを、**少し太めの超音波チップ**（筆者はダイヤモンドコーティングされたものを愛用）で軟化させる。

ダイヤモンドコーティングした超音波チップ

2 軟化したガッタパーチャを**ゲーツグリッテンドリルで掻き上げるように除去**する。このとき、根管内湾を過剰に切削してストリッピングパーフォレーションを起こさないように注意する。

ゲーツグリッテンドリル

3 イスムスなどの根管内の複雑な部分に入り込んだガッタパーチャは除去しにくい。**超音波用スクエアファイルの先端にプレカーブをつけて、根管壁からガッタパーチャを剝がす**ように除去する。

☞根管壁から剝がれれば、ニッケルチタンファイルやマイクロエキスカで容易に除去することが可能となる。

超音波用スクエアファイル

ガッタパーチャを根管壁から剝がす

4 一番難しい根尖部湾曲部分のガッタパーチャは、根管を逸脱する方向に切削しないように、**湾曲をよく考えながら超音波用スクエアファイルのプレカーブを調整し、湾曲の内面から剝がす**ように除去を試みる。難しい場合には軟化剤を使用して、手用ファイルで時間をかけて除去したほうがよい場合もある。

図35-2 ガッタパーチャ除去のステップ。

根尖の内湾部に潜む感染源の除去は超音波用スクエアファイルで試みる

拡大号数を上げれば感染源を除去できるのか？

ニッケルチタンファイルを使用したとしても、主根管の根管壁ですらファイルが当たらない部分が存在する。ましてや再根管治療においてすでに根管を逸脱しているような場合（**図 36-1**）では、ファイルの当たらない部分がより多く存在する。

根管拡大の終了時に「もう少し根尖部の拡大をしたい」と考えたとき、使用するファイルの号数を上げていけば根管の外湾部を拡大形成することになり、どんどん直線化することになる。排膿が止まらない原因である**感染源は根尖の内湾部などファイルの当たりにくいところに存在しているため、『拡大号数を上げる』ことは意味がない**ということになる（**図 36-2**）。

根尖内湾部の感染源を除去する方法

根尖の内湾部を拡大するには、すでに拡大形成したファイルの号数より小さいファイルの先端にプレカーブを付与してファイリングを行う。しかし、この方法では手用ファイルを使用するため、マイクロスコープ下では手指が視野を遮り、結局手探りの操作となってしまう。

筆者も以前は #30 手用Hファイルを使用していたが、最近では超音波チップを使用している。最近発売された『超音波用スクエアファイル』（マニー）は、ピンセットで先端にプレカーブを簡単に付与することができ、マイクロスコープ下で確認しながら根尖部の感染源を確実に取り除くことができる（**図 36-3a、b**）。

超音波用スクエアファイルはネック部分も細い設計となっているため、根尖部の感染源を取り除く際にも根管口を塞ぐことがなく、操作性がとてもよい（**図 36-3c、d**）。破折ファイルの除去にも応用が可能である。

▼ 再根管治療時の根管が抱える問題

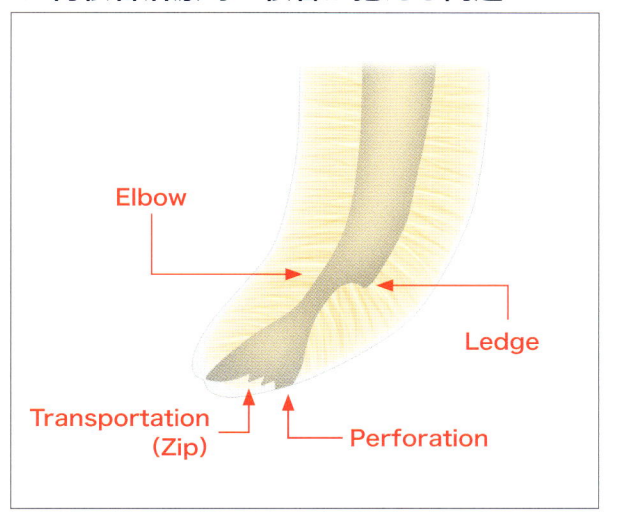

図36-1 再根管治療の根管では、以前の治療でさまざまなことが起きている。

▼ 湾曲した根尖の内湾部は切削できない

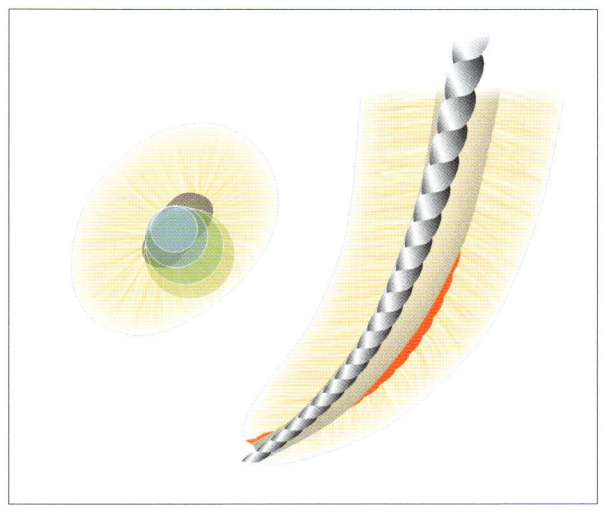

図36-2 根尖部の感染源と取り除こうと拡大号数を上げても、根尖部の外湾ばかりを切削し、肝心の内湾は切削できない。

▼ 超音波用スクエアファイルによる根尖部ガッタパーチャ除去の実際

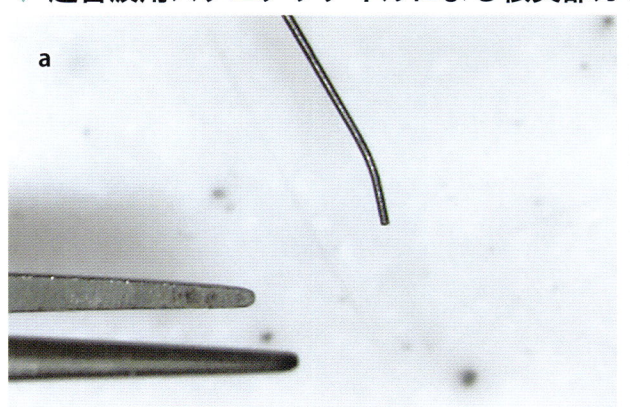

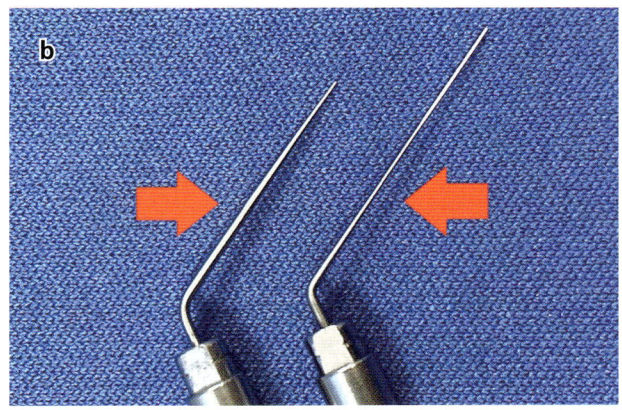

図36-3a、b 超音波用スクエアファイルは非常に柔軟で、ピンセットにて自由にプレカーブを付与することができる。また、全体の太さが細い形状になっている（矢印）ため、根管口を塞ぐことがなく、根尖部の感染源や根管内破折ファイル除去に有効である。

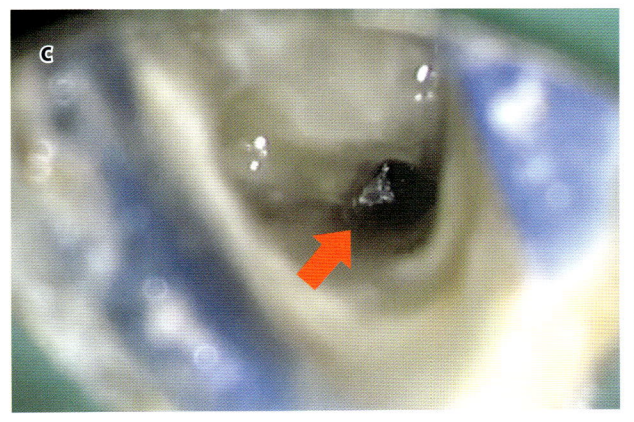

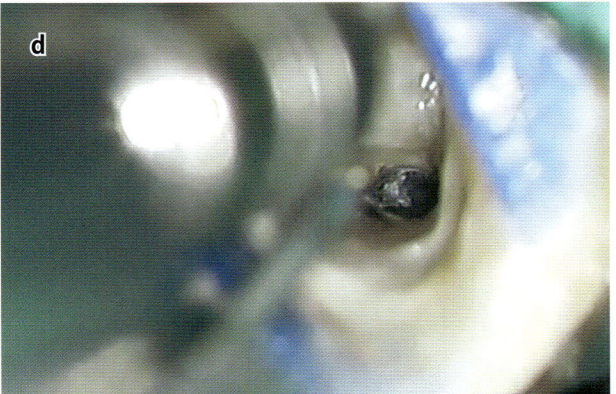

図36-3c、d 根尖部の内湾に残っているガッタパーチャ（矢印）。マイクロスコープ下で見えていても、除去に際して有効な器具がなかった。超音波用スクエアファイルを用いると、マイクロスコープ下で見ながら除去することが可能となる。

「根管長測定器で作業長を決める」だけでは不十分

電気的根管長測定器は、日本が開発した画期的な治療器具の1つである[12]。かつてはデンタルエックス線写真で作業長を決めていたが、デンタルエックス線写真では根管の解剖学的根尖孔や最狭窄部を知ることはできない。作業長を決定するには、電気的根管長測定器が欠かせない。

もちろん電気的根管長測定器も万能ではない。**根尖が大きく破壊されてしまったような再根管治療症例や根未完成歯では、電気的根管長測定器をもってしても作業長を決めることができない。**

作業長の決定は治療のワンステップであり、「作業長を決めて根管拡大したから大丈夫」と考えてはいけない。**再根管治療の場合には、前医が行った根管形成が本来の根管を逸脱してしまっていると、旧根管充塡材を除去して測った作業長は逸脱した根管の長さであることがある。**根尖部をよく見ると、本来の根管は形成した根管から分岐するように湾曲していることがある。この部分に感染源が残っていると、再発を繰り返すことになる。

初回根管治療でも、自身で根管を逸脱した形成をしてしまうことがあるので注意したい（☞ **Rule 31 参照**）。

▼ 本来の根管を逸脱している症例

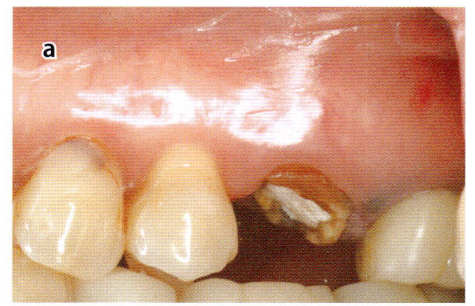
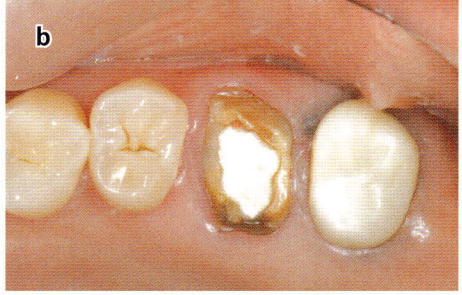
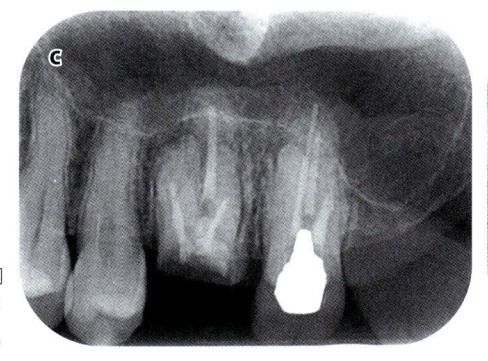
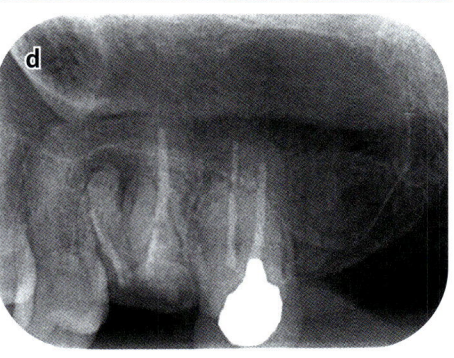

図37-1a〜d 術前の口腔内写真とエックス線写真（**c**：正放線投影、**d**：偏遠心投影）。

図37-1e、f 根管充塡後のデンタルエックス線写真（**e**：正放線投影、**f**：偏遠心投影）。遠心頬側根管は本来の根管をネゴシエーションすることができたが、近心頬側根管は本来の根管が石灰変性を起こし、根管を逸脱する方向に根管治療が行われていたため、本来の根管をネゴシエーションすることができなかった。石灰変性している本来の根管を側枝と考え、十二分な根管洗浄を行い、根管充塡を行った。

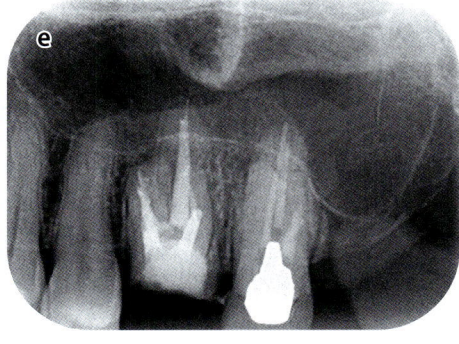
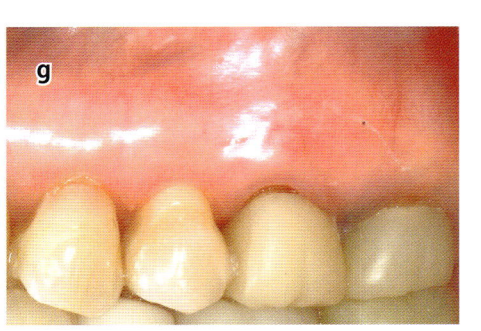
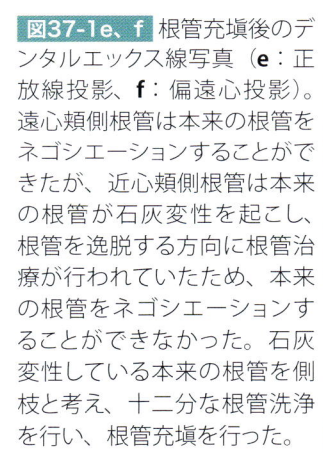

図37-1g〜i 根管充塡後3年の口腔内写真およびエックス線写真（**h**：正放線投影、**i**：偏遠心投影）。腫脹や発赤などの炎症所見は見られず、根尖部のエックス線透過像も縮小傾向にある。もし再発した場合は根尖切除術（Microsurgery）の適応であることも伝え、要注意で経過観察をする必要がある。一旦根管を逸脱してしまうと本来の根管をネゴシエーションすることは難しくなる。初回根管治療時にしっかり根管に追従する根管形成を行う重要性を痛感させられる。

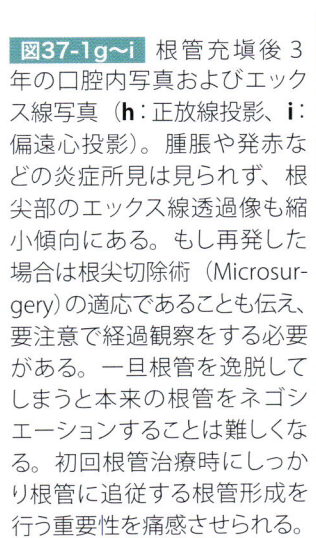
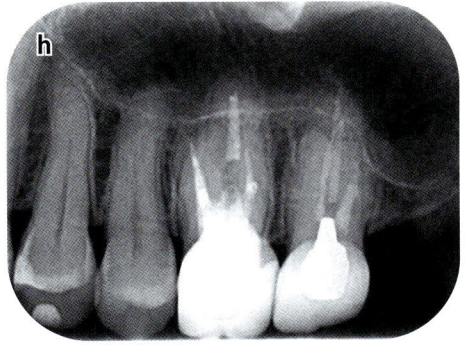
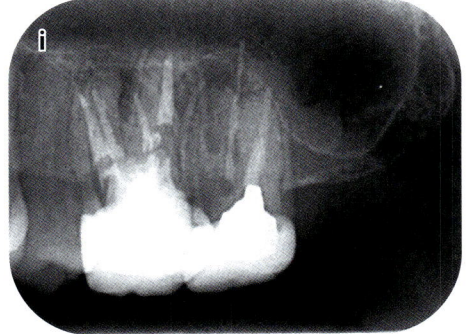

38 マイクロスコープ使用時は 低倍率で切削する

　マイクロスコープは、いまや歯内療法に不可欠な機材となっている。高倍率で根管内を見ることにより、今まで見落としてきたものを見つけることも可能となっている。しかし、高倍率での切削は大変である。高倍率で見ていると疲労がたまり、長時間の診療は難しくなる。**根管内の細かい部分を見るには高倍率の視野が有効であるが、切削するときには低倍率に切り替えたほうがよい。**この切り替えが、マイクロスコープの大きな利点ともいえる。

　そもそもマイクロスープ下で切削器具を根管内に入れるのは難しい。**高倍率で見ていると視野は極端に狭くなるので、切削器具が視野に入る前に口唇を引っかけてしまうような事故が起こりかねない。**だから、「根管内を精査するときは高倍率、切削するときは低倍率」と切り替えて使用することが肝心である（**図38-1**）。

コラム　拡大鏡とマイクロスコープの違い

　一定倍率で見ている拡大鏡と違い、マイクロスコープは拡大率を変えられることが利点である。そのため、シチュエーションに応じて『拡大率をこまめに変更する』ことがポイントである。

　マイクロスコープを臨床で使用することにより世界が変わる。若手の歯科医師こそマイクロスコープを使用しよう。

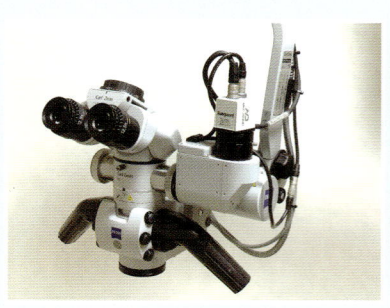
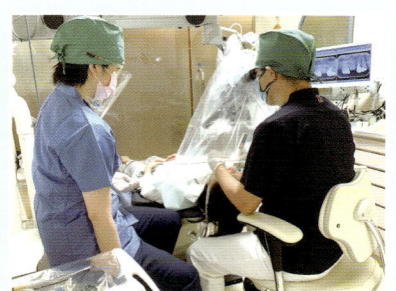

▼ マイクロスコープの拡大率の使い分け

切削時は弱拡大で

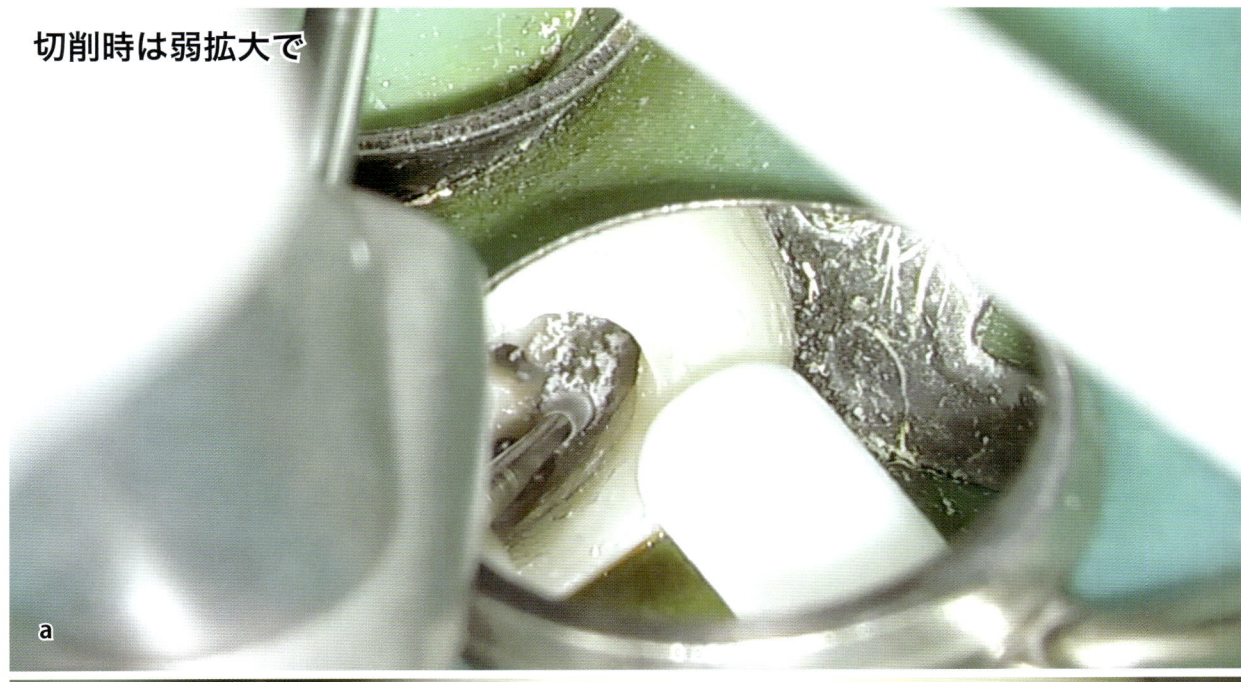

チェック時は強拡大で

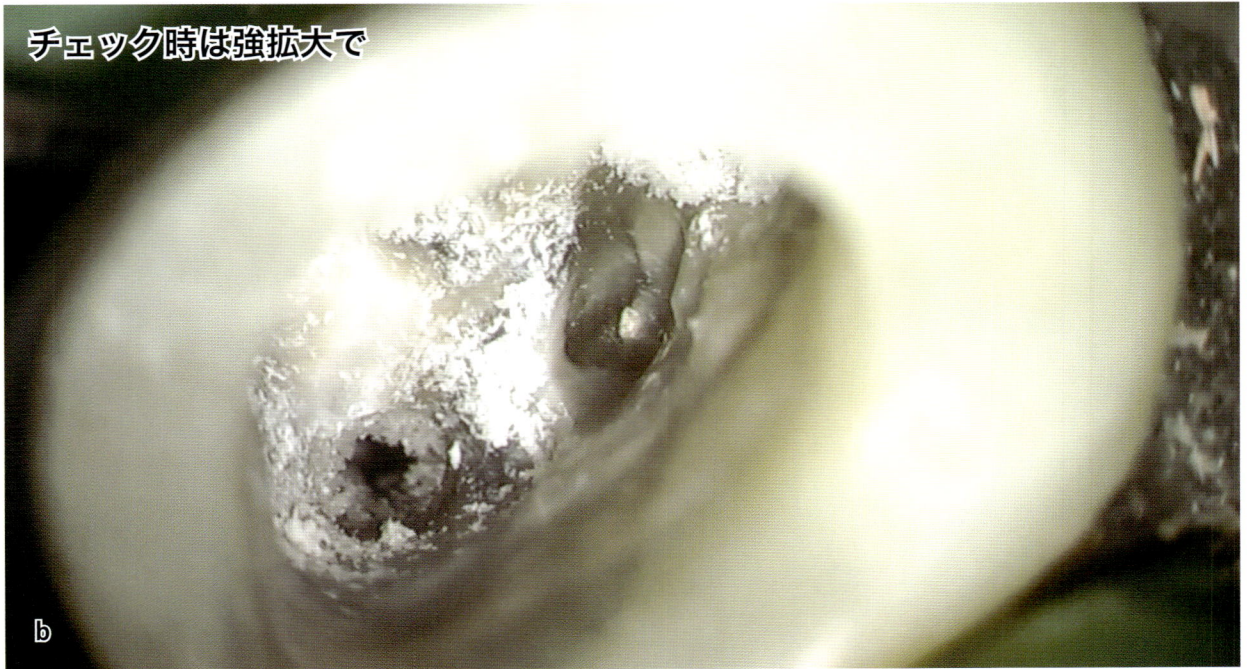

図38-1a、b 近心頬側第二根管の探索時の例。切削時は弱拡大で視野を広く取るようにし、チェック時には強拡大を使用する。

89

破折ファイルを悪者と決めつけない

破折ファイルは痛みの原因？

破折ファイルを見つけると、「これが痛みの原因だ」と言わんばかりに患者に説明する歯科医師がいるようだ。これは間違っている。**破折ファイル自体が悪さをしているのではなく、悪さをしているのは細菌感染である。**

根管内にはさまざまな材料を充塡する。ガッタパーチャとシーラーによる根管充塡法が今は主流であるが、以前はシルバーポイントという根管充塡材もあった。どの材料も、生体にとっては異物であることに変わりはない。

根管内でファイルが破折した場合でも、根管内が無菌化されていれば、そのまま問題なく経過することもある（**図 39-1**）。つまり、無菌的処置（ラバーダムの使用、使用器具の滅菌など）が徹底されていれば、臨床上大きな問題は起こさない。

ファイルが破折した場合にすべきこと

治療中にファイルが根管内で破折してしまった場合は、まず患者にそのことをしっかり伝えよう。そして、今後の対処方法や考えられる経過などを丁寧に説明する。この説明をしっかり行わないと、あとで「説明義務違反」に問われる可能性がある。治療内容についてしっかり伝えることを、普段から心がけてほしい。

患者への説明は、破折の可能性があることに気がついたらすぐに行うべきである。「次回説明しよう」などと考えていると、患者が来院せず、説明の機会を失うかもしれない。説明はすぐに行い、またその内容をカルテに記載しておくことが肝心である。

▼ 破折ファイルを根管内に残したままでも治癒傾向にある症例

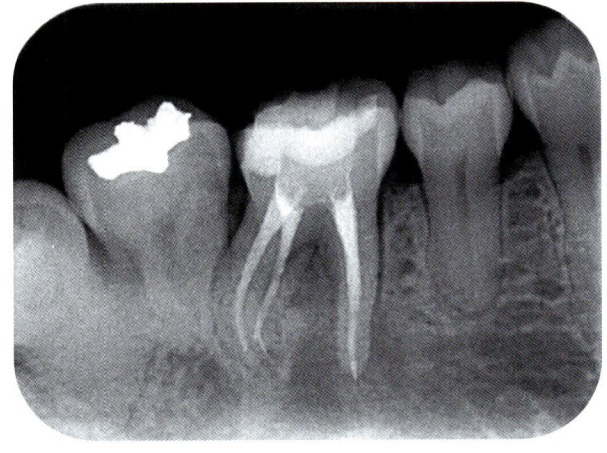

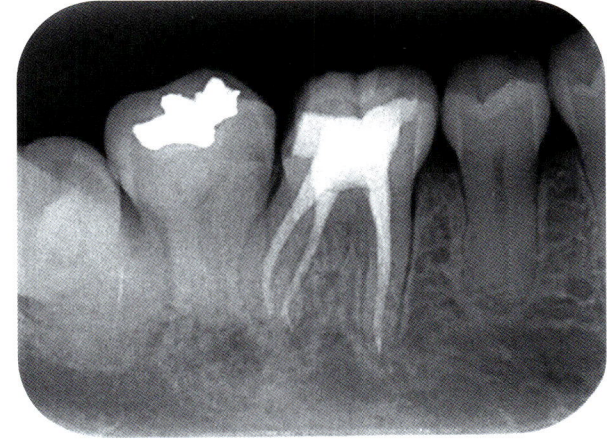

図39-1a 根管治療中、遠心舌側根管根尖部の根管内破折ファイル除去を試みたが、除去できなかった。患者にファイル自体が悪さをしないことなど説明し、根管充塡を行った。

図39-1b 根管充塡後1年の状態。遠心隣接面のレジンが破折して来院した。遠心舌側根管根尖に炎症所見はなく、エックス線透過像も縮小傾向にある。

コラム 根管内破折ファイルをどのように患者に伝えるか

　前医の治療で起きた根管内破折ファイルの存在を患者に伝えるべきか悩む先生も多いことだろう。その答えは、「正しく伝える」である。

　以下は筆者が伝えている内容である。ぜひ参考にしていただきたい。

- 根管治療の目的は細菌感染を取り除くこと。
- そのためには、根管内の歯科材料を一旦取り出したい。
- 歯科材料によって除去の難易度は変わる。
- ガッタパーチャやシーラーがイスムスや側枝に入っていると除去は困難。
- 金属系の歯科材料であると除去は難しく、除去できないこともある。
- 歯科材料が除去できなかったとしても、細菌感染が取り除ければ問題を起こさない。

　もし自分で使っていたファイルが根管内に残ってしまったら、次のような内容をその日に丁寧に伝えよう。

- 湾曲の強い複雑な根管内で、使用している器具が負けてしまい、残ってしまったこと。
- 次回以降除去を試みる（もしくは、除去できる医院や大学病院を紹介する）。
- 使用していた器具はすべて滅菌してあり、悪さをしないこと。

　患者への説明にあたり器具の滅菌が行われているのはもちろんだが、ラバーダムを装着して処置をしているなど、普段からの診療が患者に不信感を抱かせないために必要である。

40 破折ファイルの除去は 超音波チップを活用せよ

超音波チップで破折ファイルを「緩める」

　一昔前まで破折ファイルの除去は困難であったが、マイクロスコープが導入されたことにより、多くの破折ファイルは除去可能となっている。しかし、その方法を誤ると歯質を余分に削除してしまい、穿孔という新たな問題を引き起こすこともある。

　破折ファイル除去の基本は、超音波チップを使って根管に食い込んでいる破折ファイルを緩めることにある。このとき、破折ファイルの内湾に超音波チップを入れることがコツである。とはいえ、破折ファイルの内湾に的確に超音波チップを入れることは意外に難しい（**図40-1** の吹き出しの場所）。もちろんマイクロスコープが必須である。 筆者は超音波用スクエアファイル（マニー／☞ **Rule 36 参照**）を使用して除去を行っている。

▼ 破折ファイルは超音波チップで除去を試みる

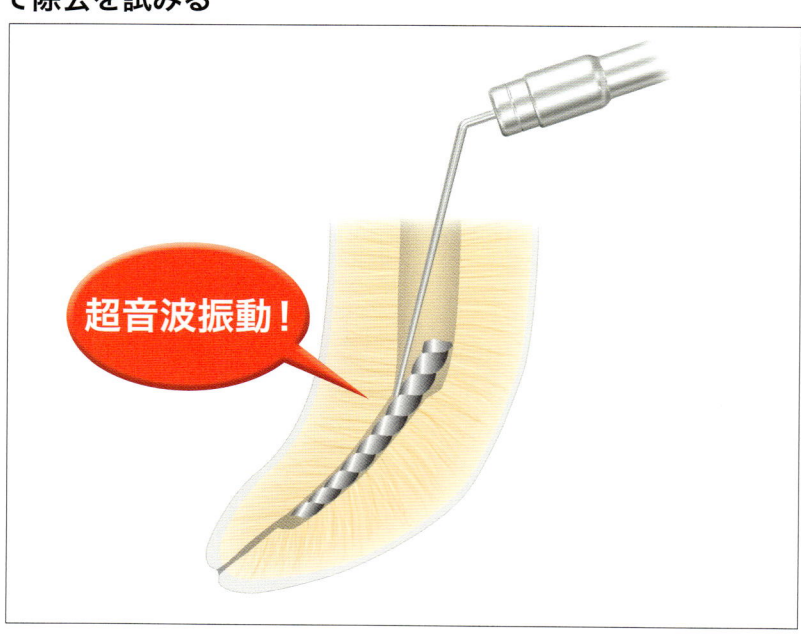

超音波振動！

図40-1 破折ファイルの内湾に超音波振動を与えるのがコツである。

「取れそうで取れない」ときの次の一手

破折ファイルが根管内で緩んできているにもかかわらず、なかなか除去できないことがある。そのような場合は、次の方法を試みてみよう（**図40-2**）。

1つ目は、根管内の破折ファイルに細いファイルを巻きつかせて引っ張り出す方法である。この方法の欠点は細いファイルが折れて二重遭難になる可能性があることである。

2つ目は、洗浄針の内部にシアノアクリレートを注入し、硬化を待って除去するという方法である。この方法の欠点は、シアノアクリレートが根管内に溢出した場合、人工的な閉塞根管を作りかねないことである。

3つ目は、細いワイヤーを使用したワイヤーループテクニックである。欠点が少ないよい方法であるが、実際に細いワイヤーで破折ファイルの頭を捕まえるのは難しい。市販のキットがあるので利用するのも一案である。

いずれの方法も、超音波チップで破折ファイルが緩んでいるのが前提であることを忘れないでほしい。またマイクロスコープのない環境、もしくは慣れない歯科医師がやみくもに破折ファイル除去を行うのは危険である。歯内療法専門医などと連携をとり、難しい処置は依頼するのが賢明だろう。

▼ **超音波振動で緩めた破折ファイルを根管内から除去する際の裏技**

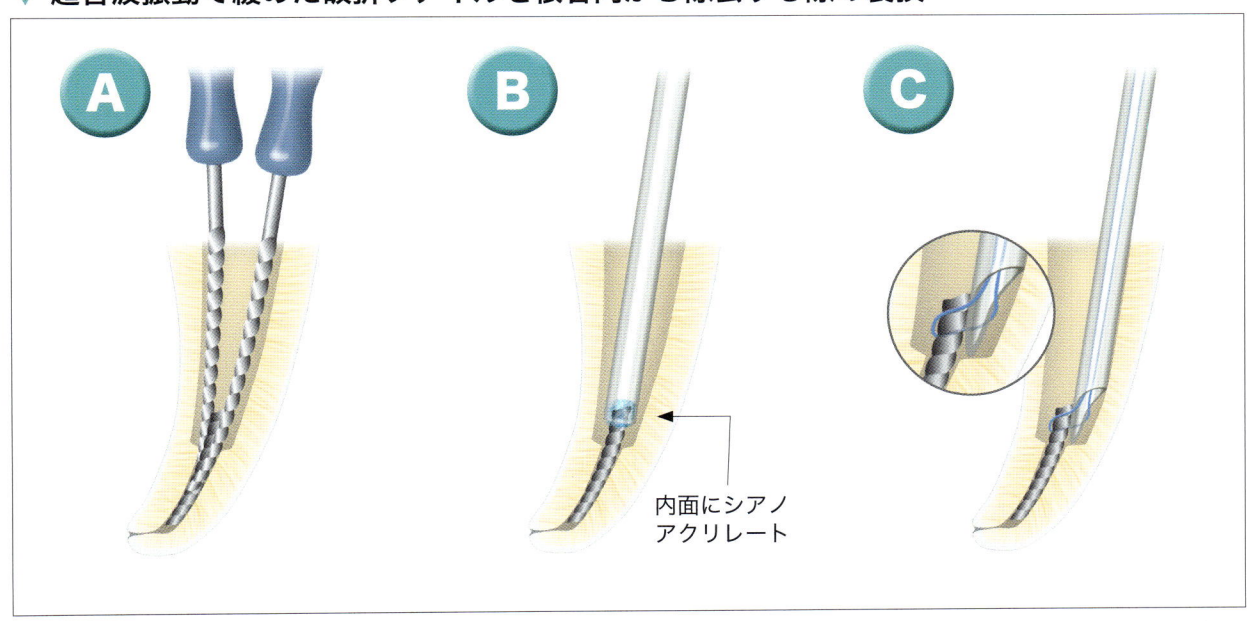

内面にシアノ
アクリレート

図40-2 左から、**A**：破折ファイルに細いファイルを巻きつかせて引っ張り出す方法、**B**：洗浄針の内部にシアノアクリレートを注入して硬化を待ってから除去する方法、**C**：細いワイヤーを使用したワイヤーループテクニック。

▼ 超音波用スクエアファイルにて破折ファイルを除去した症例①

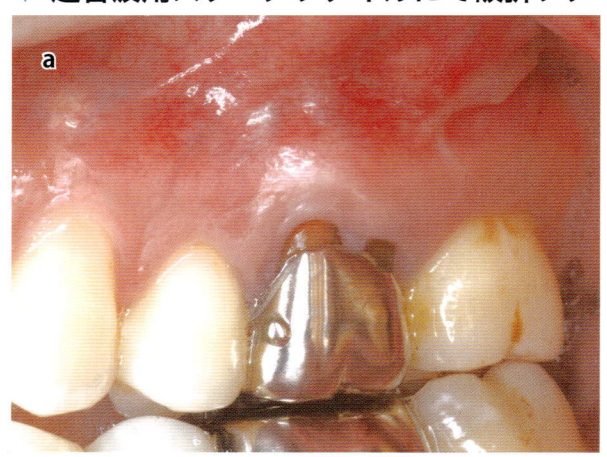

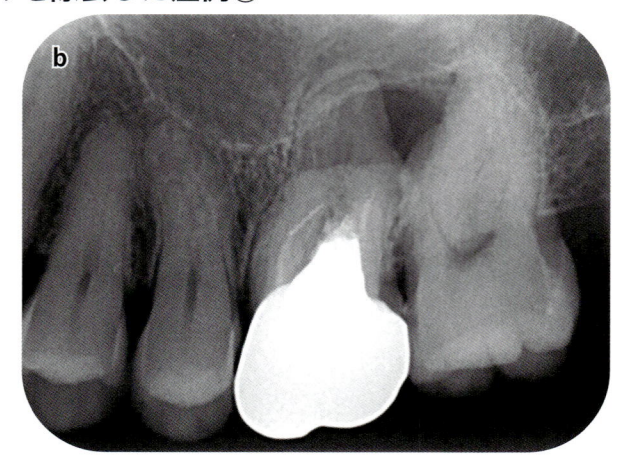

図40-3a、b 術前の口腔内写真およびエックス線写真（正放線投影）。近心頬側根管内には破折ファイル様のエックス線不透過像が見られる。

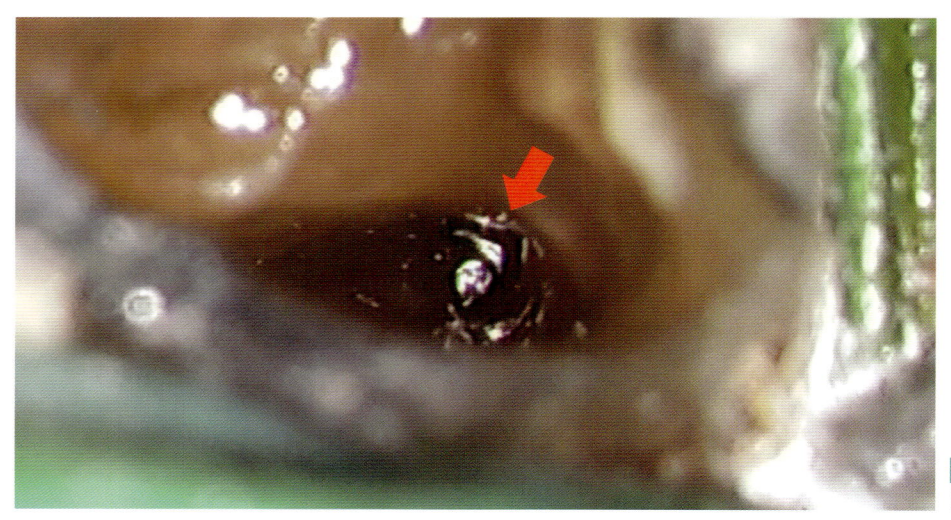

図40-3c 近心頬側根管内に破折ファイルを確認（矢印）。

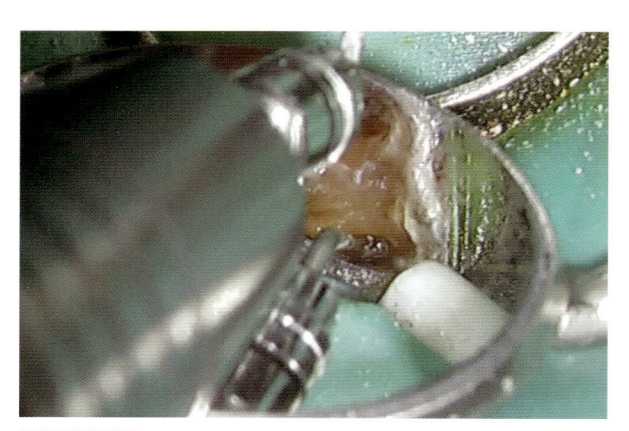

図40-3d 超音波用スクエアファイルにプレカーブを付与し、破折ファイルの内湾に超音波振動が当たるようにして除去した。

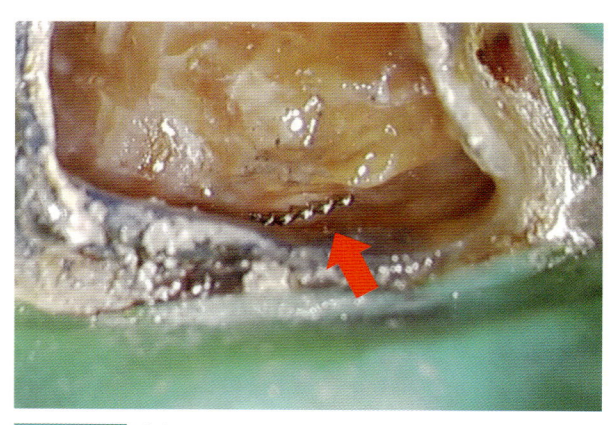

図40-3e 除去した破折ファイル（矢印）。

▼ 超音波用スクエアファイルにて破折ファイルを除去した症例②

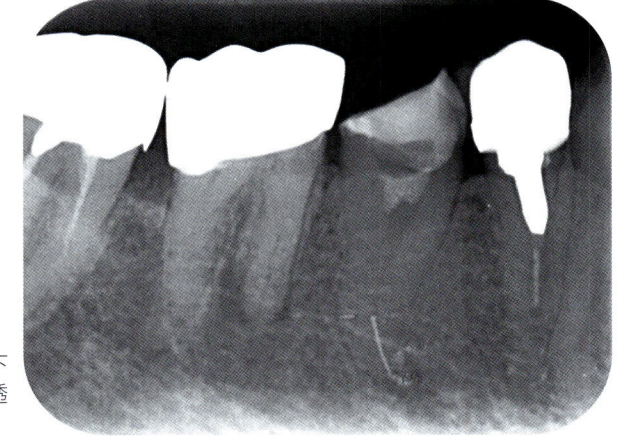

図40-4a 術前のエックス線写真（正放線投影）。捻転した下顎右側第二小臼歯の根尖に破折ファイル様のエックス線不透過像が見られる。

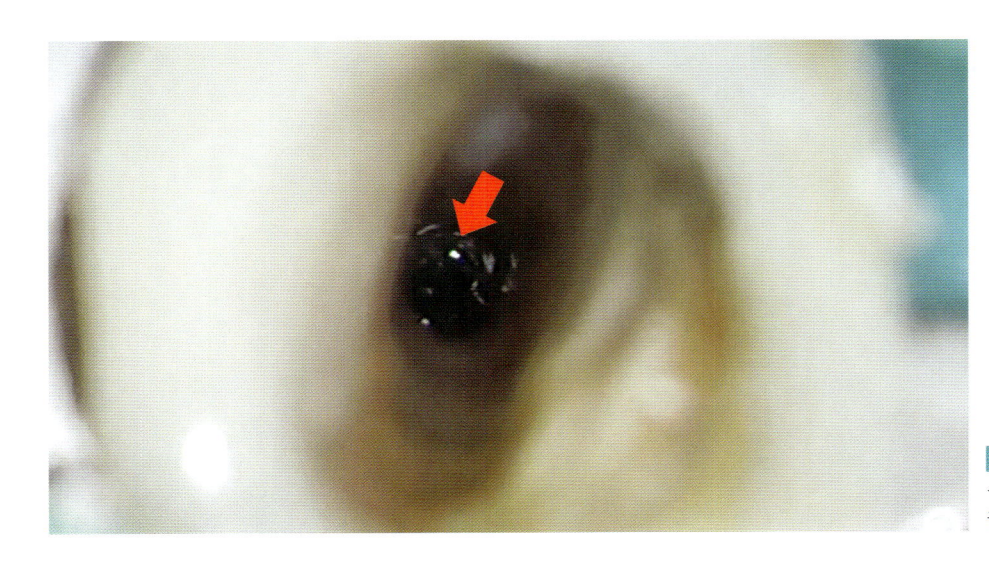

図40-4b 根管内に破折ファイルの頭が見え（矢印）、超音波振動により揺れている。

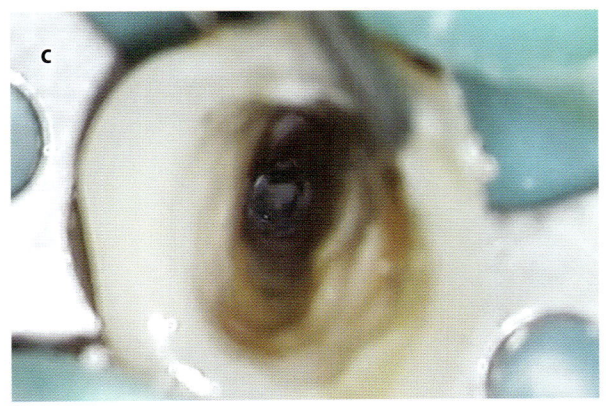

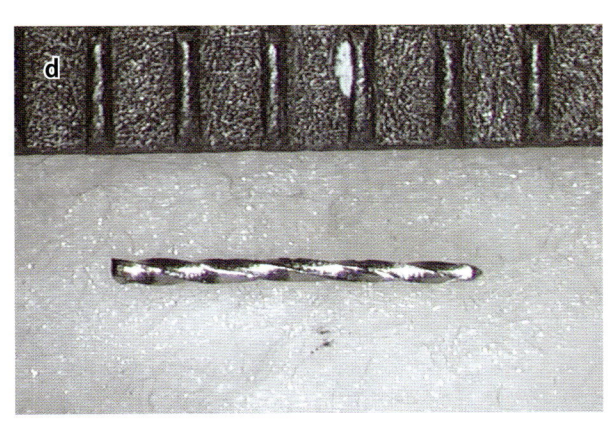

図40-4c、d 根尖部でファイルが食い込んでいるため、丁寧に超音波用スクエアファイルのプレカーブを調整し、破折ファイルの内湾に沿わせながら根尖孔近くまでチップの先端が届くようにして、時間をかけて除去した。

▼ ワイヤーループテクニックにて破折ファイルを除去した症例

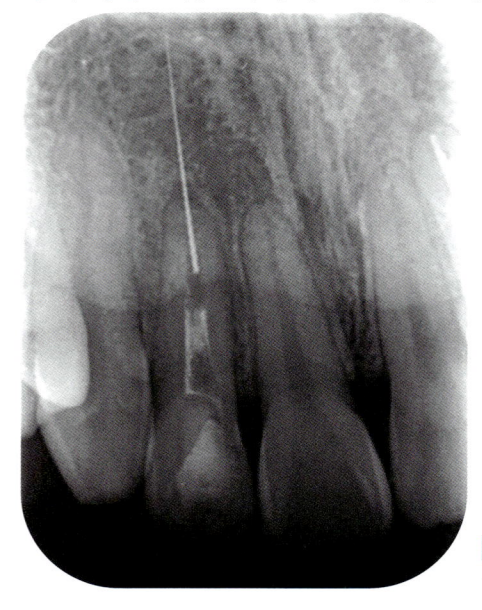

図40-5a 術前のエックス線写真（正放線投影）。上顎右側側切歯の根尖から溢出している破折ファイル様のエックス線不透過像が見られる。

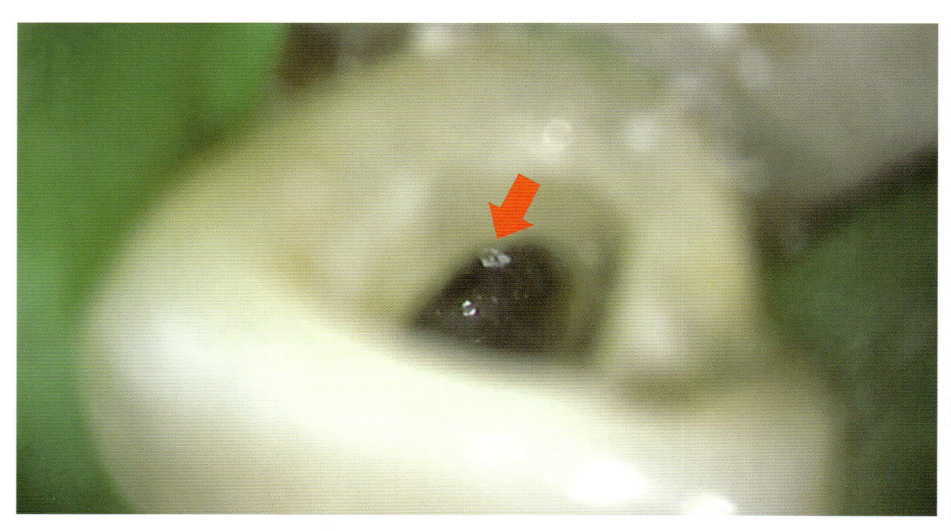

図40-5b 根管内に破折ファイルの頭が見えるが（矢印）、超音波振動では除去困難であった。

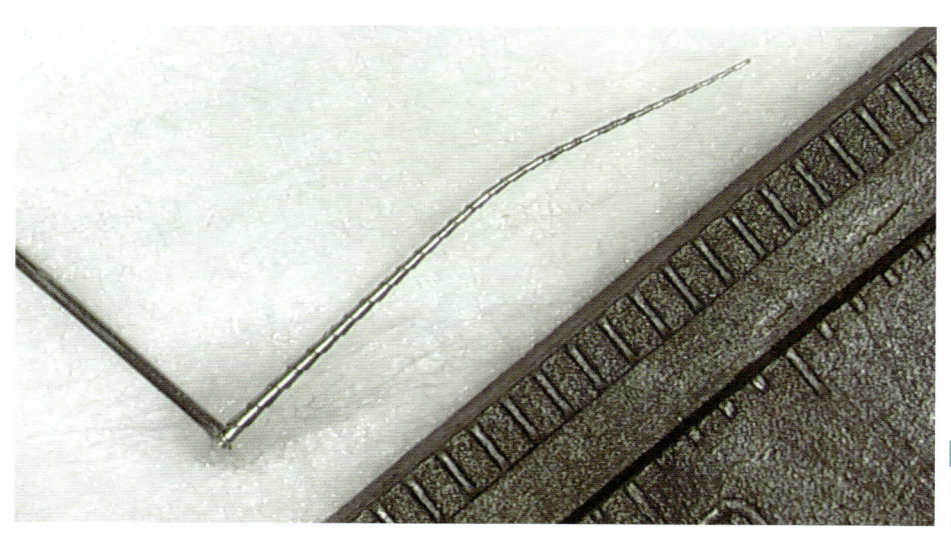

図40-5c ワイヤーループテクニックにて除去することができた。

96

根管貼薬剤に多大な期待はしない

かつては根管貼薬剤としてホルムアルデヒド系などの強い薬剤を使用していた。これは、「根管内を貼薬剤で殺菌しよう」と考えていたからである。**現在の歯内療法では、治療中に機械的根管拡大と化学的洗浄により根管内の無菌化を図り、根管貼薬剤には「次回までその状態を維持しておいて欲しい」ぐらいしか期待していない。そのため強い薬剤は使わなくなっており、根管貼薬剤に使用するのは水酸化カルシウム製剤だけである。**

水酸化カルシウムは水と反応し 12.5 という高い pH を呈することにより、抗菌作用[13] および組織溶解作用を発揮する。また、グラム陰性菌の細胞膜に存在する内毒素（LPS）を分解する[14] こともできる。

ただし、従来使用していた根管貼薬剤と比べるとその抗菌作用は弱く、*E. faecalis* など水酸化カルシウムでは殺菌できない菌も存在する[15、16]。しかし、「根管内に残存している細菌がアポイントメント間に悪さをしないように」程度と考えれば、根管貼薬剤に強い殺菌作用は必要ないだろう。

▼ 根管内の水酸化カルシウムの状態から想定できる根管内の状態。

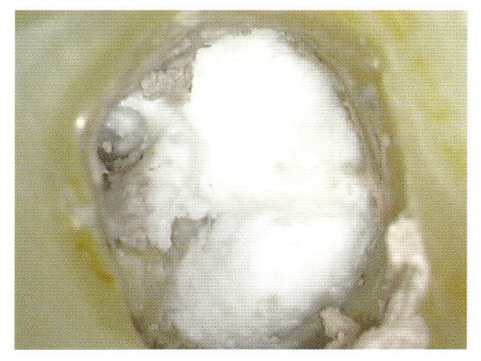

図41-1a 仮封を外した段階で根管内の状態がよければ、貼薬した水酸化カルシウムはそのまま残っている。

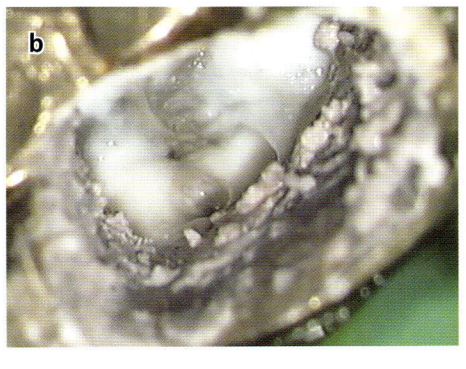

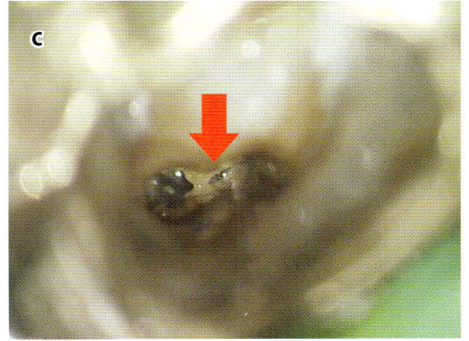

図41-1b、c 水っぽくなっているのは滲出液の影響かもしれないが、根尖部をよく観察すると排膿を認める（矢印）。この場合は取り除けていない感染源が存在する可能性がある。

根管充塡時に エックス線透過像は消失しない

根管充塡時に必要な所見は何？

エックス線透過像はいつ消えるのだろうか？　「エックス線透過像が消えないから」と、根管充塡をためらっているという話を聞くことがある。

そもそも骨はそう簡単には再生しない。**一般に、根管治療後に骨が再生してエックス線透過像が消失していくには１年前後の期間が必要といわれている**。ゆえに、根管充塡時にはエックス線透過像が残っていてもおかしくないのである（図42-1）。

根管充塡時に必要な所見は国家試験でも出題されているが、その中に『エックス線透過像の縮小』という項目はない。大きなエックス線透過像であれば消失まで１年以上かかったり、瘢痕治癒になっていつまでもエックス線透過像が完全に消えないこともある。

徴候を見逃さないことが大事

一方、腫脹や瘻孔はすみやかに消失する。根管内から感染源を除去し、排膿路が根管内に確保されるだけでも腫脹や瘻孔は消えていく。治療開始後数日で腫脹や瘻孔が消えていくのは想定内であり、感染源が完全に取り除かれていないのに根管充塡をしてしまえば、腫脹や瘻孔が再発するのも想定内である。

もちろん、原因である感染源を完全に除去することができれば、腫脹や瘻孔は治療後も再発することはない。**「なかなか瘻孔が消えない」とか「根管充塡時に少し腫れている」というのは、感染源が十分に取り除かれていない徴候であり、根管充塡をしてはいけない。**

▼ 根管充塡時にエックス線透過像が消失していなかった症例

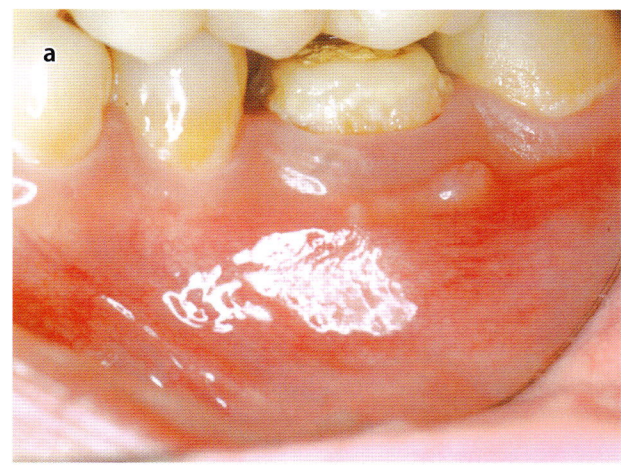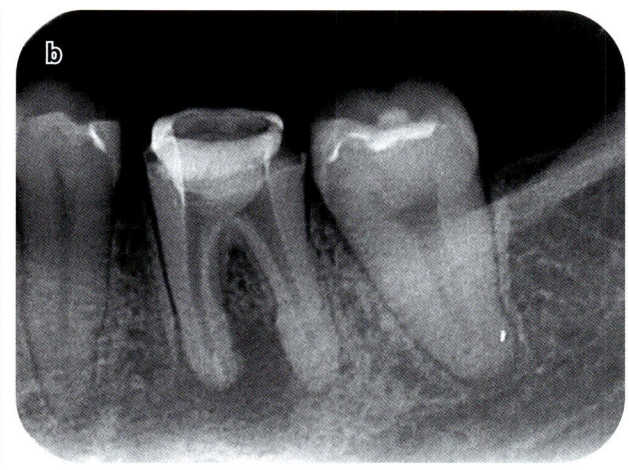

図42-1a、b 術前の状態。頬側に腫脹を認め、根尖にはエックス線透過像を認めた。

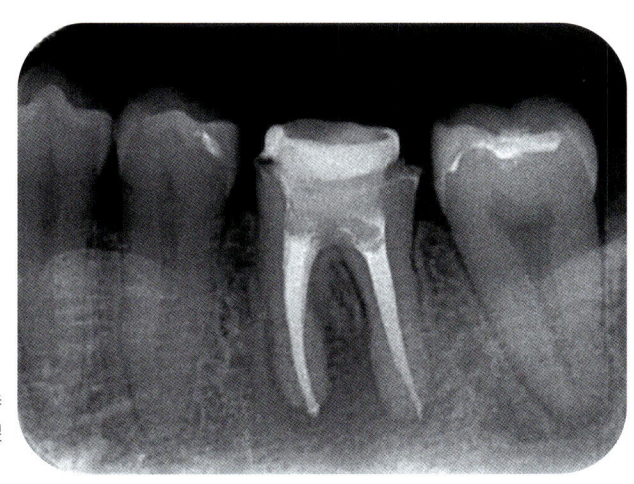

図41-1c 根管充塡時のデンタルエックス線写真。この時点で腫脹はなく、根管内に排膿もないが、根尖のエックス線透過像は消失していない。

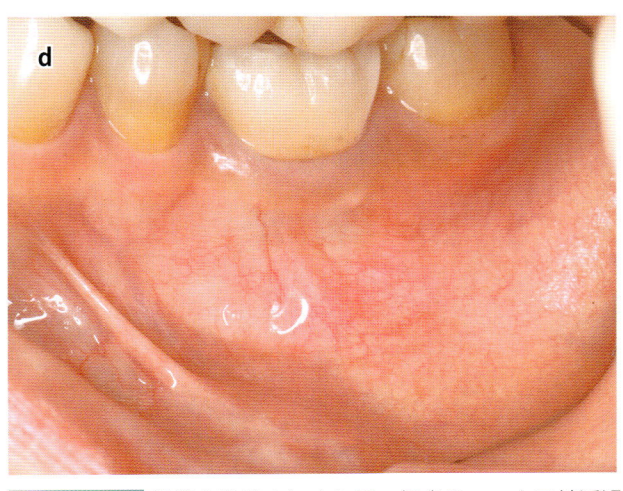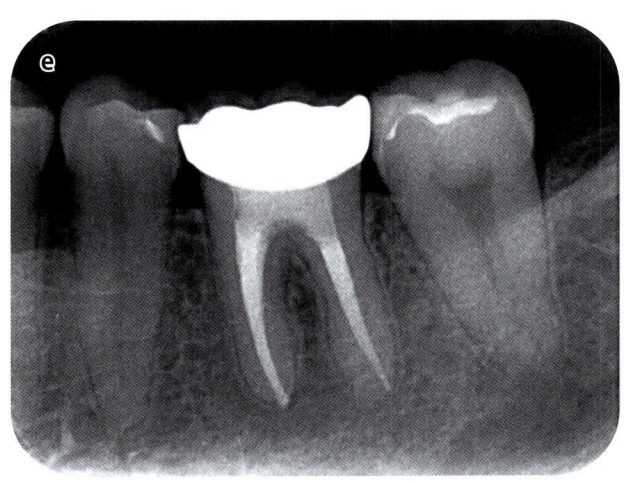

図41-1d、e 根管充塡後1年4か月。根尖のエックス線透過像はきれいに消失し、骨再生が確認できる。

根管充塡法に「差」はない

根管充塡は無菌化さえ達成できればどの方法でもよい

「根管充塡法はどの方法がよいのか？」——これもよく聞かれる質問の1つである。答えは「根管充塡法で差は生じない」である[17]。

動物実験では、根管充塡した群と根管充塡しなかった群で『根尖病変の治癒に差はなかった』という報告もある[18]。極端な話、無菌動物であれば根管充塡しなくても根尖に炎症は生じない。つまり、**無菌化さえ達成されれば根尖病変は治癒へ向かう**のである（**図 43-1**）。

しかし、残念ながら臨床で完全な無菌化は達成できない。そのために根管充塡は必要であるが、**根管充塡法によって成功率に差は生じないので、どの根管充塡法でも大丈夫**ということになる。もっとも初期投資の少ない側方加圧根管充塡法でも、十二分な成績を得ることができる。

根管充塡法は２種類マスターしておけば大丈夫

側方加圧根管充塡法でも十二分な成績を得られるが、内部吸収歯などの症例では、根管内でガッタパーチャを加熱軟化する根管充塡法を選択したい。このような症例のために、**側方加圧根管充塡法と、根管内でガッタパーチャを加熱軟化する２つの根管充塡法をマスター**しよう。

ガッタパーチャで根管充塡する場合、シーラーは必ず使用してほしい。ガッタパーチャと根管壁の間を封鎖するのがシーラーである。シーラーを使わないと封鎖性が落ちてしまうからだ（☞ **Rule 46 参照**）。

▼ 根管充塡をしなかったが、根尖部エックス線透過像が消失していた症例

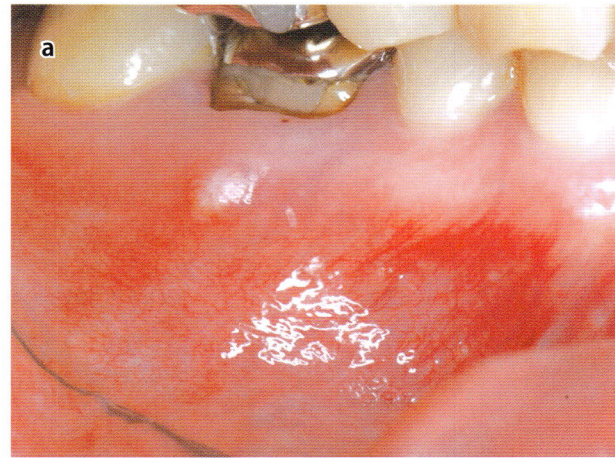

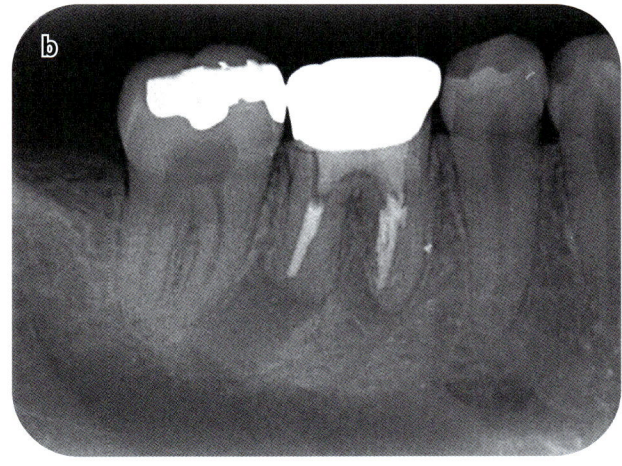
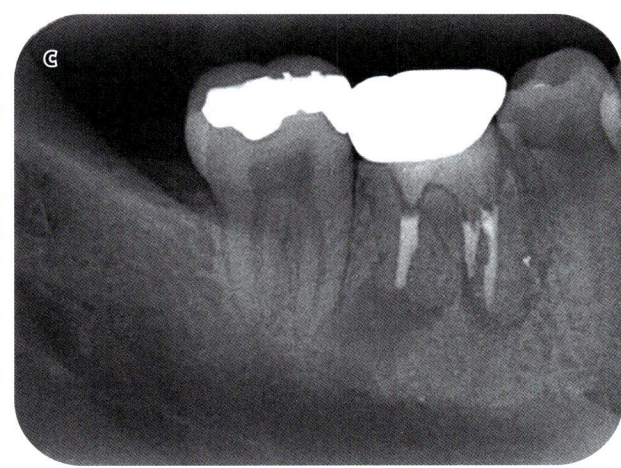

図43-1a〜c 初診時の口腔内写真とデンタルエックス線写真（**b**：正放線投影、**c**：偏遠心投影）。下顎右側第一大臼歯頬側には腫脹があり、遠心根根尖には大きなエックス線透過像が見られた。根管治療を開始し、次回根管充塡というところで来院が途絶え、1年間放置となった。

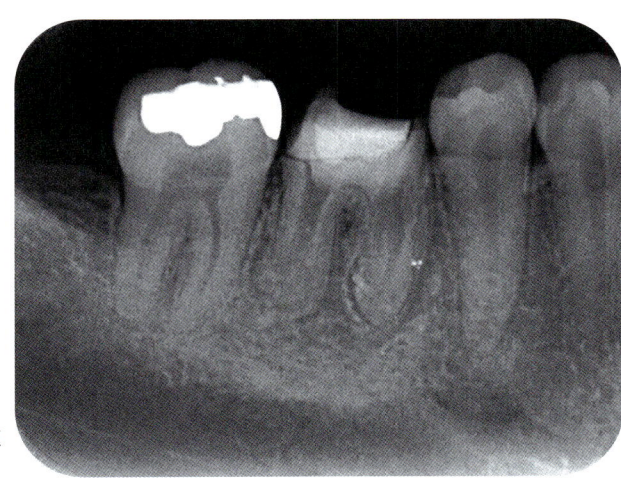

図43-1d 根管充塡しないまま1年間仮封であったが、遠心根根尖のエックス線透過像は縮小している。

44

「根管充塡すると再発する」のは、根管充塡の問題ではない

「根管充塡するたびに腫脹してくる」という話をよく聞く。これは根管充塡の失敗ではなく、根管充塡前の失敗である。つまり、根管内から感染源を完全に取り除けていないことが原因である。

「根管の拡大清掃を行い、腫脹も消え、症状もなくなっていたので根管充塡した」と歯科医師は思っているが、腫脹や症状は根管内の根管充塡材を除去しただけでもすみやかに消失する。いわゆる想定範囲内のことであり、『根管内の感染源を完全に除去できているかどうか』が問題となる。作業長を決め根管拡大したつもりでも、根尖部の感染源を取り除けていないことはよくあることで（**図44-1**）、取り除けていない感染源に気づかないままに根管充塡を行えば、再発してくるのも当たり前のことである。

根管充塡をしても再発してきた場合には、取り除けなかった細菌感染がどこにあったのかよく考えてみよう。**もし見落としている根管やイスムス、根尖分岐などの感染が疑われるのであれば、根管充塡材を除去して根管治療をもう一度やり直すべきである。**「根管内はマイクロスコープでしっかり観察していて、根管内に取り除けていない感染源はない」というのであれば、根尖孔外の感染が疑われるので外科的歯内療法の適応となる（**図44-2**）。

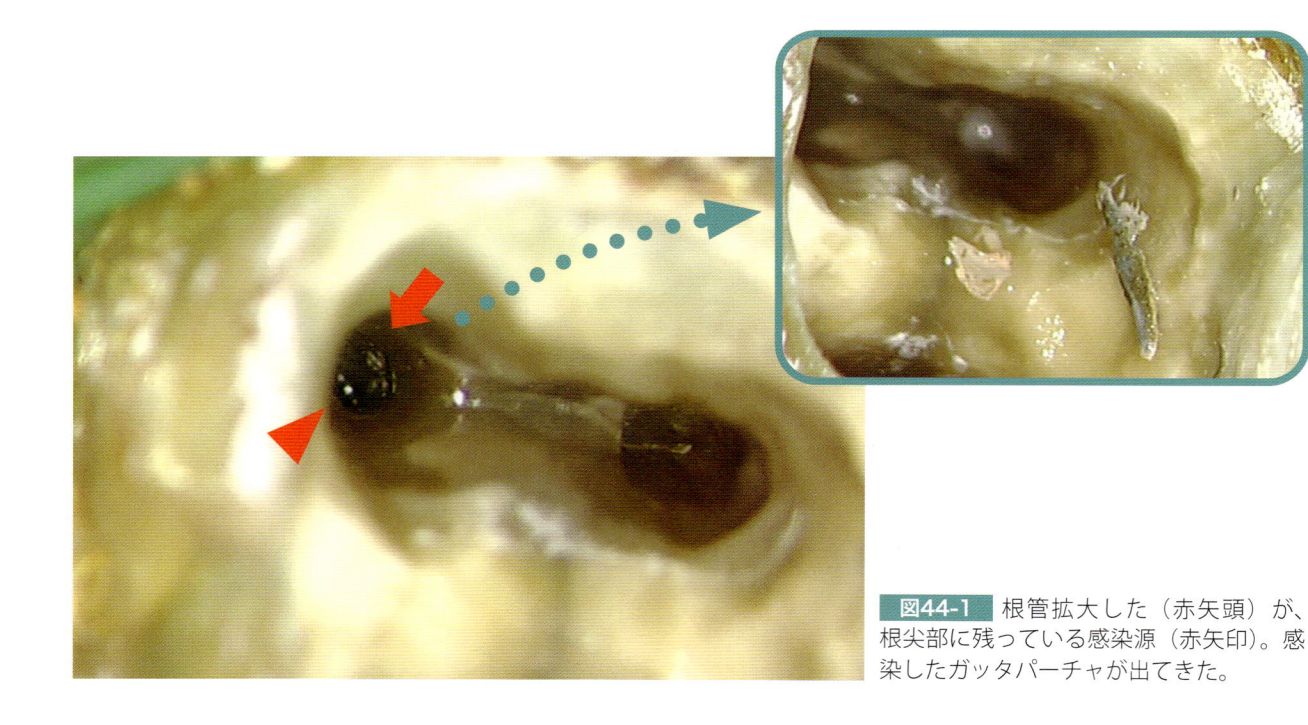

図44-1 根管拡大した（赤矢頭）が、根尖部に残っている感染源（赤矢印）。感染したガッタパーチャが出てきた。

▼ 根管治療をし補綴をしたものの、唇側の腫脹が再発した症例

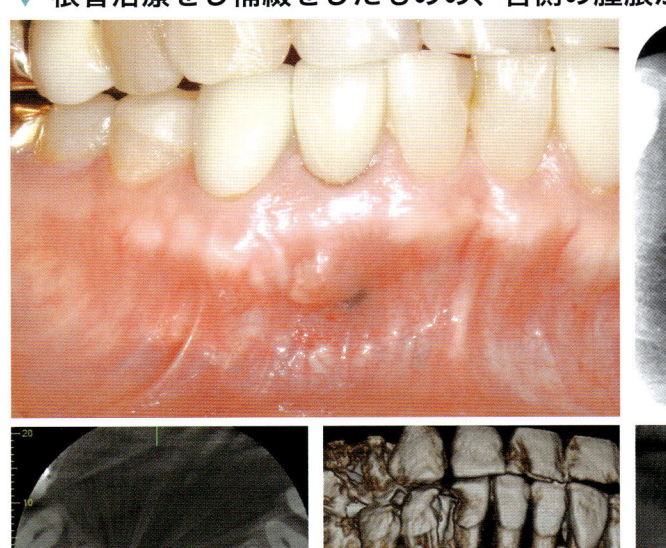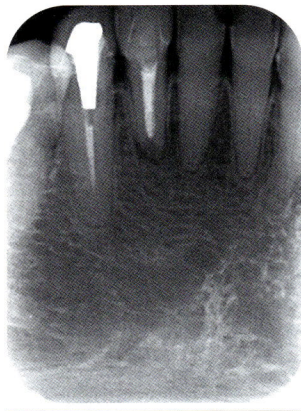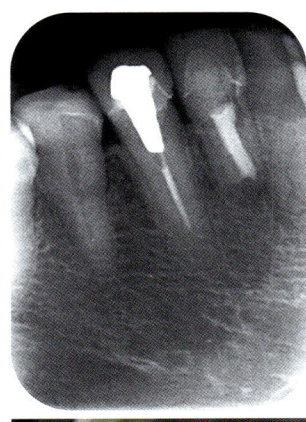
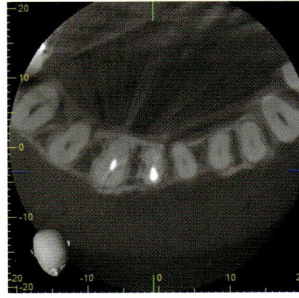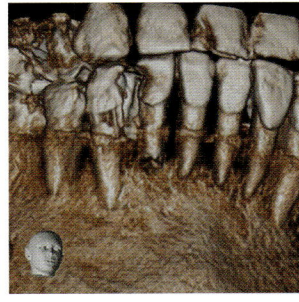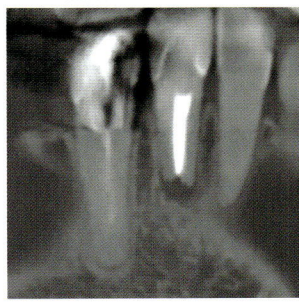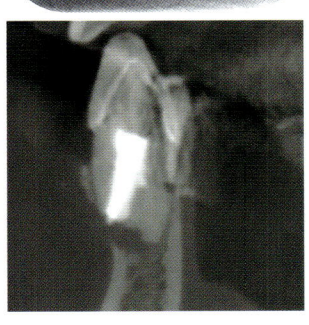

図44-2a 術前の口腔内写真およびエックス線写真、CBCT画像。根管治療および補綴処置後に腫脹が再発した。舌側根管の見落としが、術前に撮影したエックス線写真とCBCT画像からわかる。根尖切除術を行うということで同意を得た。

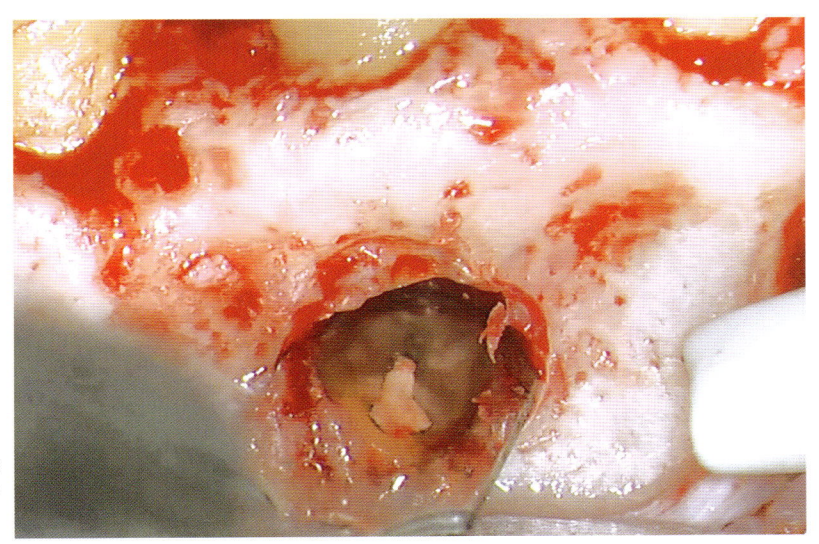

図44-2b 根管治療した頬側根管内のガッタパーチャ周囲にも感染が見られ、取り除けなかった根管内の感染源が再発の一因である可能性がある。

根管充塡後に再発を繰り返す症例は、
根管充塡の問題ではなく、取り除けていない根管内の感染が問題
であることが多い！

45 側方加圧根管充填法では作業長の 2mm手前までスプレッダーを挿入せよ

側方加圧根管充填法の際、根管内に挿入したスプレッダーは作業長から何mm手前まで入っているか、ご存知だろうか？　そもそも、毎回チェックしている歯科医師がどれくらいいるのだろうか。

側方加圧はスプレッダーのテーパーで加圧するものであり、スプレッダーを根管の方向に垂直に挿入することによって側方に加圧する。そのため、**作業長の2mm手前までスプレッダーを入れることがポイントである。そうすれば根尖まで加圧することができる。**

ただし、作業長の2mm手前までスプレッダーを入れようとするならば、根管形成はそれなりのテーパーが必要となる。「側方加圧根管充填法でも07テーパーの根管形成が必要」という報告もあることを考えると、側方加圧根管充填法だからといって小さな根管形成でよいというわけではない。

コラム　根管充填した歯が危ない

「抜歯しかない」と言われた歯を根管治療し、その後の予後はとてもよいという症例はたくさんある。しかし、予後を取るときに心配になるのが二次う蝕である。せっかく根管治療して補綴までしっかり行ってもらったのに、数年後に二次う蝕で再治療を行わなければならないようであれば歯はもたない。

「治療したから大丈夫」とか、「セラミックスを入れたのでむし歯にならない」と考えている患者もいるようだが、それは大間違いだ。歯科医師の目で見ると、根管治療した歯が一番心配である。二次う蝕になっても痛みを感じないためう蝕はどんどん進んでいき、痛みが出るのは根尖に炎症が広がったときであるから、治療は全部やり直しである。やり直しどころか、今度は残せないかもしれない。生活歯でインレーが入っている歯はまだ痛みが出るから少しよい。一番安心して見ていられるのは削っていない歯である。

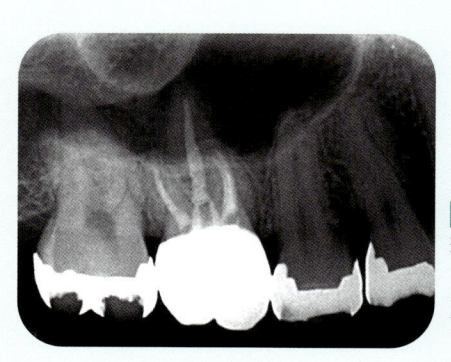

できるだけ削らなくてすむように、毎日のブラッシング（セルフケア）と主治医の定期チェック（プロフェッショナルケア）をしっかり行い、治療した歯こそしっかりメインテナンスをしてほしい。

図45-3　上顎右側第一大臼歯根管充填後1年のデンタルエックス線写真。予後は良好でしっかり補綴処置もされている。隣在歯のインレーも心配だが、生活歯だからいざとなれば痛みも出るだろう。根管充填した上顎右側第一大臼歯こそしっかりブラッシングをして、二次う蝕を防いでほしい。

▼ 側方加圧根管充塡法のコツ

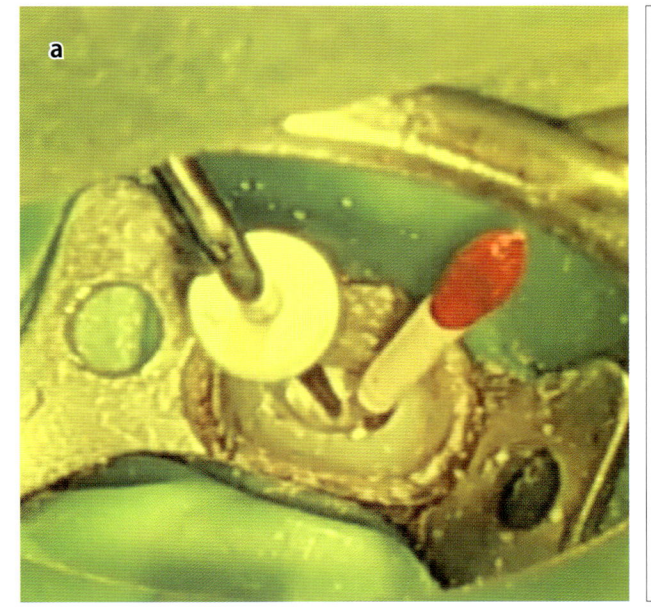

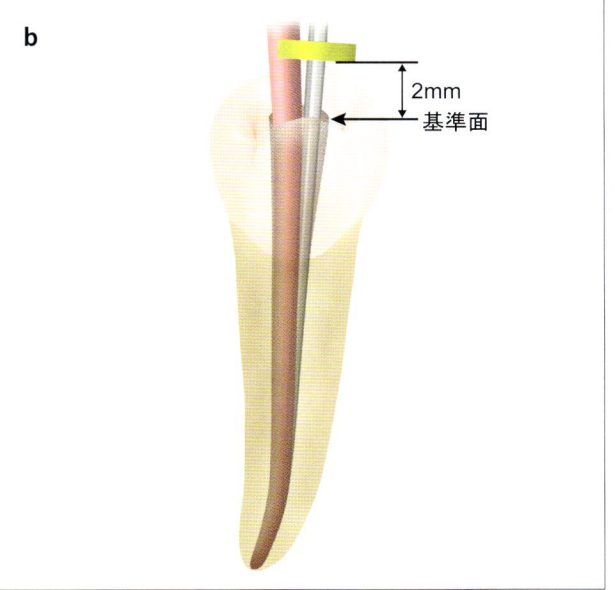

図45-1a、b スプレッダーにもラバーストップを装着し、作業長に合わせておく。スプレッダー挿入時には、基準面から何mm浮いているかをチェックすることにより、スプレッダーの先端が作業長から何mm手前まで入っているかを確認することができる。

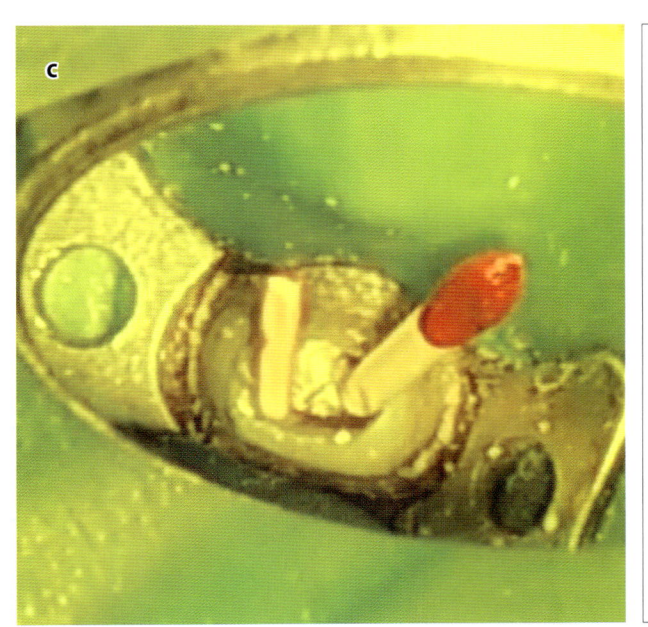

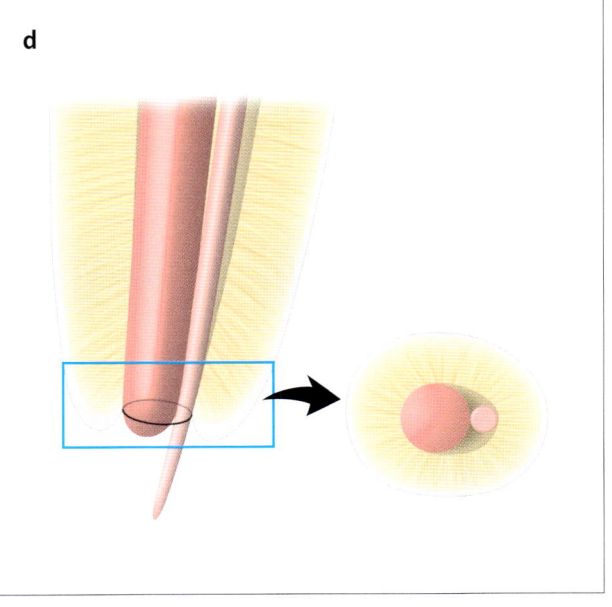

図45-2c、d 根尖孔が楕円になっているような症例では、マスターポイントの横をすり抜けてアクセサリーポイントがオーバー根管充塡になることがある。最初のアクセサリーポイントは作業長で折り曲げ、オーバーしていないことを確認することにより、このミスは防ぐことができる。

105

46 ガッタパーチャには 必ずシーラーを併用せよ

- **EndoSequence BC sealer**
  Brasseler／未承認

- **Well-pulp ST**
  ペントロンジャパン（薬機法上は覆髄材料）

- **Bio-C シーラー**
  ヨシダ

- **ニシカキャナルシーラー BG**
  日本歯科薬品

- **MTA マルチシーラー**
  クラーク）

- **メタシール Soft ペースト**
  サンメディカル

図46-1 シーラーそのものが根管充填材と考えられる製品。製品によって硬化機序が異なる。

　ガッタパーチャを根管内に充填する際、コア材料であるガッタパーチャと根管壁の間をしっかり封鎖するためにはシーラーが必須となる。**ガッタパーチャだけでは歯質との封鎖性がゼロであり、『シーラーを使用しない』ということはありえない。**

　最近、シーラーそのものが根管充填材である製品が出てきている。MTA による根管充填に代表される根管充填材である（**図 46-1**）。我が国ではシーラーという分類で発売されているが、内容としては根管充填材そのものであり、かつての糊材根充のように単独での充填が可能となっている。作業長まで緊密に根管充填するため、また再根管治療の際に根管充填材を除去することを考えガッタパーチャポイントを 1 本だけ入れておくことを推奨するが（**図 46-2**）、基本的にはガッタパーチャが不要な根管充填材である。

　内部吸収歯では、できるだけガッタパーチャの量を増やすために、加熱ガッタパーチャ法を選択していた（☞ **Rule 43 参照**）が、MTA に代表される充填法を選択するのであれば、必ずしもガッタパーチャを加熱軟化する必要がない、ということになる。

コラム 根管治療に関する世界の潮流

【潮流１】コロナルフレアは小さく

　根尖部の湾曲に沿った根管形成をするためには根管口部の拡大（コロナルフレア）が重要であるが（☞ **Rule 29 参照**）、ニッケルチタンファイルが日々進化し続けていることにより、コロナルフレアの量も小さくてすむようになってきている。コロナルフレアを小さくすることができれば、歯根破折のリスクを小さくすることができる。

【潮流２】根管形成のテーパーも小さく

　シーラー自体が根管充填材となり、「シングルポイントでもよい」という考えかたに変わってきたことにより、根管形成のテーパーも小さくなってきている。

　本書の内容をよく理解しながら、最新の器具や材料を適切に使用して、より歯にやさしい根管治療を行ってほしい。

▼ ガッタパーチャ＋シーラーによる従来法と、シーラー単独で充塡可能な最近の充塡法

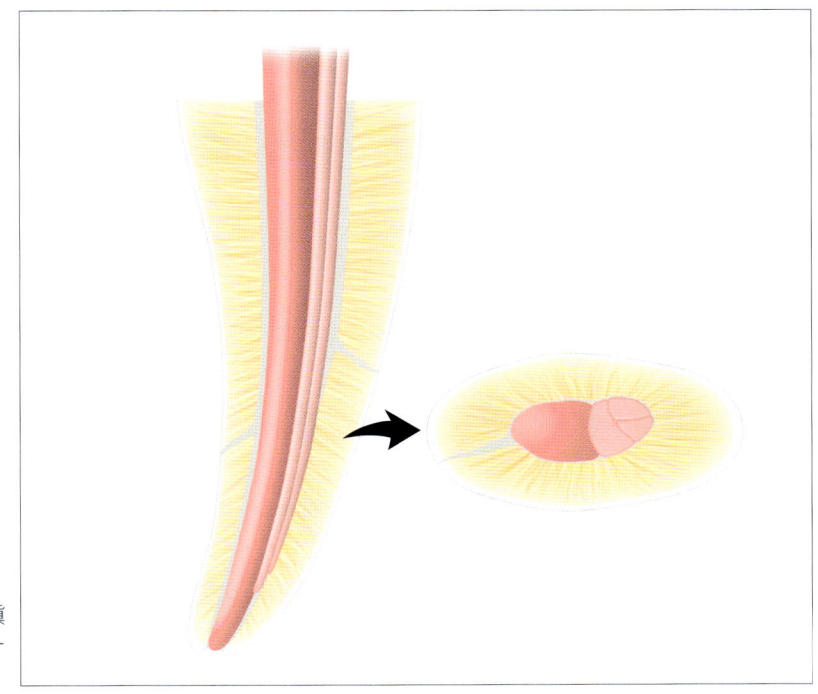

図46-2a ガッタパーチャを緊密に充塡し、ガッタパーチャと根管壁の接着にシーラーを使う従来の根管充塡法。

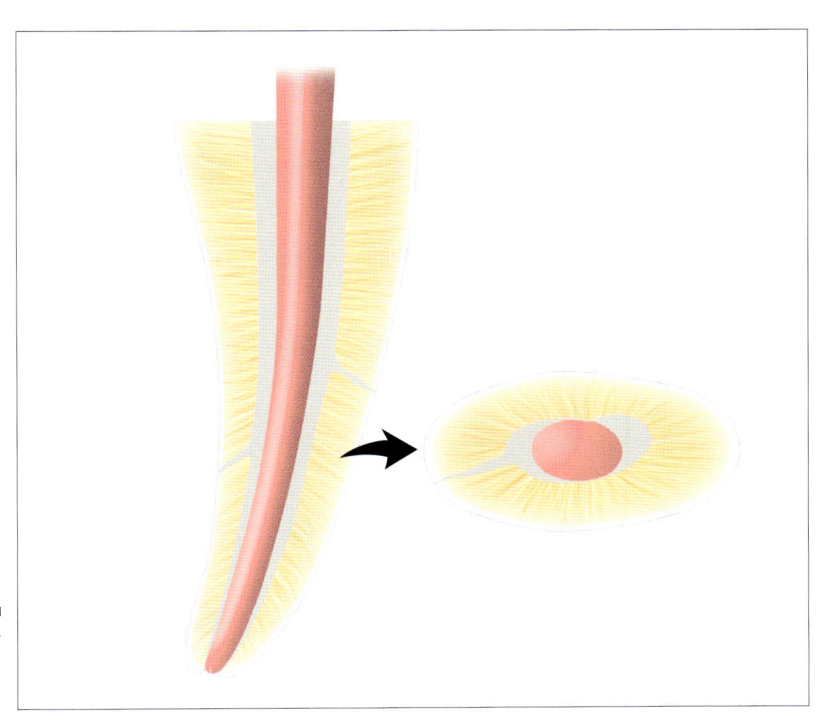

図46-2b 最近の根管充塡法。その製品そのものが根管充塡材であり（分類はシーラーだが）、再根管治療のためにガッタパーチャを挿入しておく。

47 即日根管充塡を行える条件を確認せよ

1回法と複数回法、どちらがよいのか？

　世界には「1回で根管充塡まで終わらせる」という歯内療法専門医がいる。レジン充塡を即日で終わらせることを考えると、根管内の感染源を完全に除去することができているのであれば、即日根管充塡というのも一理ある。根管内の感染を徹底的に除去する必要があるため1人の患者に半日程度の時間をかけることもあるので、保険診療でそれが可能かどうかは疑問ではあるが……。

　では1回法と複数回法では、どちらがよいのであろうか？　この疑問に対しては古くから論文が多数あり、メタアナリシスを行った診療ガイドライン[19]によれば、「初回根管治療（未処置の根管に対する根管治療）において、複数回より1回法の根管治療を弱く推奨する（エビデンスの確実性：低、推奨の強さ：弱い推奨）」となっている（**図47-1**）。この診療ガイドラインにおいて注意深く読んで欲しいのは、その『備考』である。「術中術後の感染予防が確実に行われていること、十分な時間を確保して行っていること」などが前提であることが明記されている。

Clinical **Q**uestion

初回根管治療における1回法は複数回法よりも有効か？

初回根管治療（未処置の根管に対する根管治療）において、複数回法より1回法の根管治療を弱く推奨する。

エビデンスの確実性 ▶ 低　　推奨の強さ ▶ 弱い推奨

　「推奨」は、治療法を強制するものではない。症例、治療に要する時間、患者の希望、術者の技量などを考え、症例ごとに選択するべきである。
　いずれの根管治療においても、ラバーダム・使用器具の滅菌・緊密な仮封などの術中術後の感染予防が確実に行われていること、十分な時間を確保して行うことなどが前提である。
　1回法における処置時間の長さ、複数回法の実際の回数や治療中断の危険性なども検討して選択すべきである。
　生活歯・失活歯の違いや術前の臨床症状などベースラインリスクによる効果に差が生じる可能性があるので、今後検討が必要と考えられる。

図47-1　日本歯内療法学会の『歯内療法診療ガイドライン』では、初回根管治療において、複数回法より1回法の根管治療を弱く推奨している。これは強制ではなく、術者の技量や患者の希望などさまざまなことを考慮し、治療選択の判断材料の1つとして考えてほしい（一般社団法人日本歯内療法学会. 歯内療法診療ガイドライン. 永末書店. https://jea-endo.or.jp/materials/guidelines.html より引用）。

筆者が複数回法を選択する理由

筆者は複数回法を選択している。「診療ガイドラインの結果を踏まえ、時間をかけて即日根管充塡を行う」という考えも否定はしない。では、なぜ筆者は複数回法を選択しているのだろうか？　その理由は、**複数回に分けることによって、1回目に見落としていた根管を見つけたり、感染源の取り残しに気付いたりすることがあるから**だ。

診療ガイドラインの役割は、「どのように対応すべきか」と迷うような症例において、エビデンスの確実性を踏まえ、患者や歯科医師の意思決定を支援するものである。「1回法と複数回法のどちらが正しい」や「どちらをやるべきだ」というのではなく、それぞれのメリット・デメリットを理解して症例ごとに治療方針を選択して欲しい。

コラム　コツって何だろう？

講演会でも筆者がよく使う「コツ」という言葉、この「コツ」がわかっていれば何でもできてしまうような錯覚に陥るが、本当にそれだけで何でもうまくいくのだろうか？　筆者が習っているテニスコーチが、その生徒から「サービスのコツ」を聞かれて、徒然草を引用していたので紹介する。

徒然草 第百五十段 現代語訳（https://tsurezuregusa.com/150dan/ より引用）
これから芸を身につけようとする人が、「下手くそなうちは、人に見られたら恥だ。人知れず猛特訓して上達してから芸を披露するのが格好良い」などと、よく勘違いしがちだ。こんなことを言う人が芸を身につけた例しは何一つとしてない。

まだ芸がヘッポコなうちからベテランに交ざって、バカにされたり笑い者になっても苦にすることなく、平常心で頑張っていれば才能や素質などいらない。芸の道を踏み外すこともなく、我流にもならず、時を経て、上手いのか知らないが要領だけよく、訓練をナメている者を超えて達人になるだろう。人間性も向上し、努力が報われ、無双のマイスターの称号が与えられるまでに至るわけだ。

人間国宝も、最初は下手クソだとなじられ、ボロクソなまでに屈辱を味わった。しかし、その人が芸の教えを正しく学び、尊重し、自分勝手にならなかったからこそ、重要無形文化財として称えられ、万人の師匠となった。どんな世界も同じである。

要は、『コツさえ知ればすぐにできる』ようにはならない、ということである。やはり、地道な練習があり、そのなかでコツを掴みながら上達していくということだろう。医療においては臨床で練習するわけにはいかないことから、抜去歯などを使った地道な練習をして、そのなかで本書に出てくるコツをつかみ取ってもらえればと思っている。

48 穿孔部封鎖処置の予知性は高い

穿孔部封鎖における３原則

筆者が卒業したころ（30年前）は、穿孔があれば歯根分離やヘミセクション、もしくは抜歯というのが常套手段だった。しかし、**マイクロスコープを用いて穿孔部封鎖を行うと、予知性の高い処置が可能となる。**

穿孔部封鎖の３原則は、『迅速に・無菌的に・緊密に』である。『迅速に』封鎖しなければいけないのは自分で穿孔してしまった場合の話であり、大原則は『無菌的に・緊密に』の２原則といってもいいかもしれない。

穿孔部封鎖の基本概念

穿孔部封鎖に際しては、まず穿孔部周囲にある軟化象牙質を徹底的に除去し、次亜塩素酸ナトリウム（ヒポクロ）を用いて無菌化を図る。そして、再感染しないように穿孔部を緊密に充塡する。

これは根管形成と根管充塡のステップに似ているが、そもそも細菌感染を取り除くことが目的なので、基本概念は同じということになる。

穿孔部封鎖に MTA が選択される理由

　根管内を無菌化した後の充填材として世界でもっとも使用されているのが MTA である。MTA が使われる理由として、その封鎖性[20]、生体親和性などがあげられるが、筆者が考えている大きな理由の 1 つが「セメント質が MTA の上に再生する」（**図 48-1**）ことである[21〜24]。

　MTA を使用することにより穿孔部の周囲に骨再生を誘導することが可能となり、さらに予知性が高まり、成功率も上昇している[25]。ゆえに、**穿孔自体は抜歯の適応でなくなっている**のが現状である。

　現在、我が国において MTA は歯髄保護材としてしか認可されていない。穿孔部封鎖材や逆根管充填材として MTA を使用する際には、患者にその有用性などを十分説明し、同意を得る必要がある。そして説明した内容については必ずカルテに記載してほしい。

▼ MTA による穿孔部封鎖のメリット

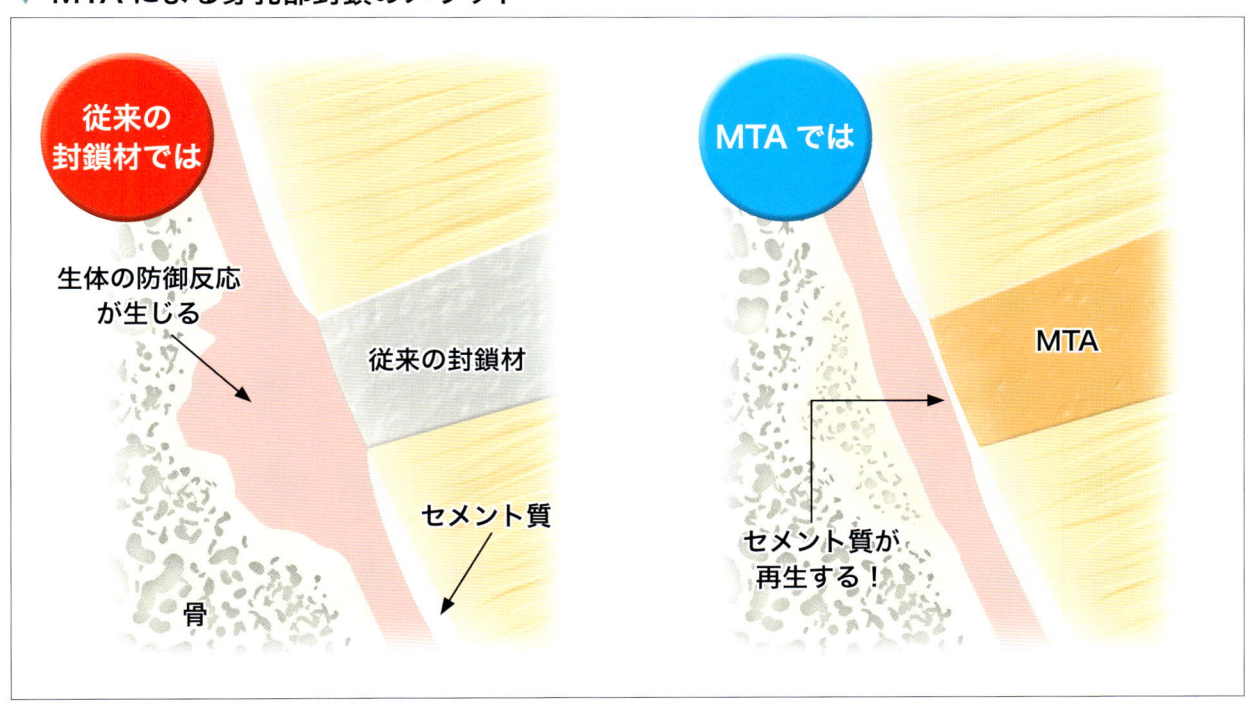

図48-1 穿孔部封鎖材料に要求される項目の 1 つとして、歯周組織の再生があげられる。従来の封鎖材であれば、材料の周囲には生体の防御反応が生じる（**左**）。MTA の場合にはセメント質が再生するため、健全な歯根膜の再生が期待できる（**右**）。

抗菌薬は歯髄炎に効かない

歯髄炎に抗菌薬は効かない

　急性歯髄炎が起きていると、患歯が同定できないことがある。そのような場合にはとりあえず投薬して急性症状を抑えることを考えるが、抗菌薬は効かない。このような症例では鎮痛薬を処方するのがよく、抗菌薬では痛みは改善しない。

　痛みの原因が歯髄炎なのか根尖性歯周炎なのかわからないときに抗菌薬を処方し経過観察することもあるが、**歯髄炎とわかっているのに抗菌薬を処方するのは意味がない。**

術後の処方も必要なし

　根管治療後に抗菌薬を処方しても、術後の腫脹や痛みを減らす効果はほとんどない[19, 26]。根管治療時にしっかり根管拡大形成ができていれば、抗菌薬の処方は必要ない。可能なかぎり根管治療の1回目に根管内を徹底的にキレイにするべきであり、過去の研究もほとんどそのように行われている。なお、1回目に十二分に根管拡大形成が行えなかった場合に抗菌薬を処方する意味があるかは定かではない（倫理的にもそのような研究は行いにくい）。

　抗菌薬の過剰使用は、

- 耐性菌を作る可能性があること
- 抗菌薬による重篤な副作用が起きる可能性がある[27] こと

など も考えると、根管治療後すべての症例に抗菌薬を処方するようなことは慎むべきであろう。

急性根尖性歯周炎で処方する 抗菌薬の奥の手

急性根尖性歯周炎への対応順序

　外から見てもわかるぐらいに顔が腫れてしまったような症例では、応急処置が必要となる。根管治療にて根管内からの排膿を促すことが第1選択、口腔内で波動を触れるのであれば切開排膿処置を行うのが第2選択であろう。どちらの場合も抗菌薬（後述の理由からサワシリン）を処方し、数日は服用するように伝える。

　排膿路を確保できた場合にはスッと痛みが和らぐこともあるが、腫脹は簡単に消失しない。**「今日より明日、明日より明後日、という感じで徐々に腫れが引く」**ことを説明し、抗菌薬を必ず飲み切るように伝える。

「奥の手」の処方箋

　もし、排膿路が確保できないような状態で、腫脹がかなりひどい場合には、オグサワ処方*をするとよい。これは「奥の手」でもあるので、頻繁に処方するのは避けてほしい。

【オグサワ処方】
- オーグメンチン配合錠 250RS　3錠
- サワシリンカプセル 250　3カプセル
- 1日3回毎食後

　ペニシリン系抗菌薬に耐性のある細菌は、β-ラクタマーゼによりその活性を阻害する。オーグメンチンに含まれているクラブラン酸カリウムはこのβ-ラクタマーゼ阻害薬なので、アモキシシリンの活性を助けてくれる。

　オーグメンチンにもアモキシシリンが含まれているので「サワシリンを併用しなくてもいいのでは？」という意見もあるが、本当に炎症が広がり骨髄炎にでもなりそうな症例ではアモキシシリンの量を増やしたいので、サワシリン（アモキシシリン）も一緒に処方する。

　このオグサワ処方は本当に困ったときの処方箋なので、「奥の手」として覚えておきたい。

＊参照 HP
オグサワ処方〜オーグメンチンとサワシリンを併用する理由【AMPC/CVA】

https://yakuzaishi.
love/entry/cva-
ampc-20140203

スタンダードプリコーションを徹底せよ

　新型コロナウイルスの感染拡大以来、歯科治療の安全性が問われている。しかし、歯科医療は肝炎ウイルスやエイズウイルスの感染という観点から、これまでも十二分な感染予防を行っている。

　本原稿を執筆する段階で、歯科医療で患者にこれらのウイルスが感染したという報告はない。しっかりした感染予防を引き続き行っていくことが重要であろう。**常に来院する患者は何らかの感染源を運んでくる可能性があると考えて、標準予防策（スタンダードプリコーション）を行うべきである。**

　感染予防の考えは、

　　・スタッフへの感染を防ぐ

　　・院内感染の拡大（患者から患者へ）を防ぐ

ことである。

　重装備な防御を行っても、そのまま複数の患者を診療していたら院内感染を防げないかもしれない。だからといって、患者毎に重装備の防護服を着替えるのは難しい。

　院内感染拡大原因の1つは、汚染された手でカルテやキーボードに触れてしまうことである。当院では、**ユニットから離れるたびにグローブを廃棄して肘まで手洗いをし、感染拡大を防いでいる。**

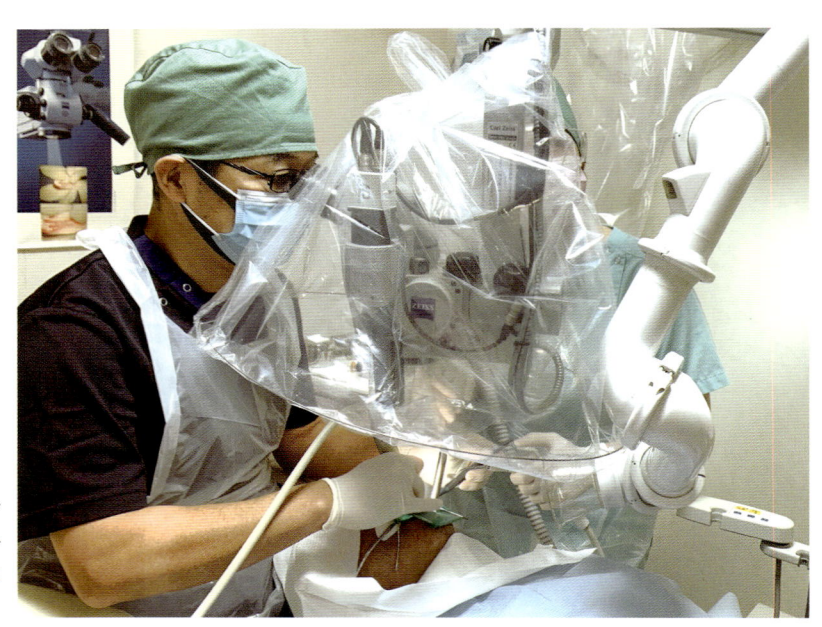

図51-1 歯の高速切削などによりエアロゾルが発生する処置では、ホルンドレープと口腔外バキュームを用いて、エアロゾルの拡散を防ぐようにしている。

【診療環境における取り組み】

- 個室診療
- 口腔外バキュームの使用
- 使用した器具やハンドピースなどは、患者毎にすべて滅菌
- クラスBのオートクレーブ（高圧蒸気滅菌器）の使用
- 各個室には肘まで洗える深い流し台を設置

【治療時における取り組み】

- （歯内療法専門であることもあり）全症例でラバーダムを装着
- ラバーダムを装着したグローブは口腔内に触れているので、ラバーダム装着後にグローブを必ず交換
- 歯の高速切削などによりエアロゾルが発生する処置では、ディスポーザブルのエプロンを着用し、口腔外バキュームを作動させ、ホルンドレープを使用してエアロゾルの拡散を防止
- グローブを外し、手洗い（ユニットから立ち上がるときは肘まで手洗い）

【院内感染予防】

- カルテやPCは手洗い後に触る
- 患者1名終了毎に、個室内を清拭（床の清拭、取っ手など感染経路となる部分の清拭）
- 昼食は時間をずらして1人ずつ
- 目鼻口から感染するので、昼食前には手洗いをしっかり行い、午前と午後でスクラブなどの術衣を着替える
- 診療室とスタッフルーム（休憩室）で、院内履きを履き替える
- （テナントには窓がないため）ロスナイによる換気に加え、昼休みなど空いた時間には口腔外バキュームを動かして強制的に換気

図51-2 筆者の歯科医院におけるスタンダードプリコーションの取り組み。

【PART 3 歯内治療のルール／参考文献一覧】

1. Van Nieuwenhuysen JP, Aouar M, D'Hoore W. Retreatment or radiographic monitoring in endodontics. Int Endod J 1994;27(2):75-81.

2. Lin PY, Huang SH, Chang HJ, Chi LY. The effect of rubber dam usage on the survival rate of teeth receiving initial root canal treatment: a nationwide population-based study. J Endod 2014;40(11):1733-1737.

3. Goldfein J, Speirs C, Finkelman M, Amato R. Rubber dam use during post placement influences the success of root canal-treated teeth. J Endod 2013;39(12):1481-1484.

4. Abou-Rass M, Frank AL, Glick DH. The anticurvature filing method to prepare the curved root canal. J Am Dent Assoc 1980;101(5):792-794.

5. Dutner J, Mines P, Anderson A. Irrigation trends among American Association of Endodontists members: a web-based survey. J Endod 2012;38(1):37-40.

6. Gorni FG, Gagliani MM. The outcome of endodontic retreatment: a 2-yr follow-up. J Endod 2004;30(1):1-4.

7. Berutti E, Cantatore G, Castellucci A, Chiandussi G, Pera F, Migliaretti G, et al. Use of nickel-titanium rotary PathFile to create the glide path: comparison with manual preflaring in simulated root canals. J Endod 2009;35(3):408-412.

8. Ng YL, Mann V, Gulabivala K. Outcome of secondary root canal treatment: a systematic review of the literature. Int Endod J 2008;41(12):1026-1046.

9. Peters OA. Current challenges and concepts in the preparation of root canal systems: a review. J Endod 2004;30(8):559-567.

10. 澤田則宏, 的場一成. ネゴシエーションの新たな試み. 日本歯内療法学会雑誌 2017;38(2):107-113.

11. Sawada N. Negotiation of root canals using Triauto ZX2: a case report. Int J of Microdent 2020;2:24-27.

12. Sunada I. New method for measuring the length of the root canal. J Dent Res 1962;41:375-378.

13. Siqueira JF, Jr., Lopes HP. Mechanisms of antimicrobial activity of calcium hydroxide: a critical review. Int Endod J 1999;32(5):361-369.

14. Safavi KE, Nichols FC. Alteration of biological properties of bacterial lipopolysaccharide by calcium hydroxide treatment. J Endod 1994;20(3):127-129.

15. Bystrom A, Claesson R, Sundqvist G. The antibacterial effect of camphorated paramonochlorophenol, camphorated phenol and calcium hydroxide in the treatment of infected root canals. Endod Dent Traumatol 1985;1(5):170-175.

16. Haapasalo M, Orstavik D. *In vitro* infection and disinfection of dentinal tubules. J Dent Res 1987;66(8):1375-1379.

17. Peng L, Ye L, Tan H, Zhou X. Outcome of root canal obturation by warm gutta-percha versus cold lateral condensation: a meta-analysis. J Endod 2007;33(2):106-109.

18. Sabeti MA, Nekofar M, Motahhary P, Ghandi M, Simon JH. Healing of apical periodontitis after endodontic treatment with and without obturation in dogs. J Endod 2006;32(7):628-633.

19. http://www.jea.gr.jp/guide/index.shtml; 2020.

20. Lee SJ, Monsef M, Torabinejad M. Sealing ability of a mineral trioxide aggregate for repair of lateral root perforations. J Endod 1993;19(11):541-544.

21. Ford TR, Torabinejad M, McKendry DJ, Hong CU, Kariyawasam SP. Use of mineral trioxide aggregate for repair of furcal perforations. Oral Surg Oral Med Oral Pathol Oral Radiol Endod 1995;79(6):756-763.

22. Holland R, Filho JA, de Souza V, Nery MJ, Bernabe PF, Junior ED. Mineral trioxide aggregate repair of lateral root perforations. J Endod 2001;27(4):281-284.

23. Yildirim T, Gencoglu N, Firat I, Perk C, Guzel O. Histologic study of furcation perforations treated with MTA or Super EBA in dogs' teeth. Oral Surg Oral Med Oral Pathol Oral Radiol Endod 2005;100(1):120-124.

24. Baek SH, Plenk H, Jr., Kim S. Periapical tissue responses and cementum regeneration with amalgam, SuperEBA, and MTA as root-end filling materials. J Endod 2005;31(6):444-449.

25. Siew K, Lee AH, Cheung GS. Treatment Outcome of Repaired Root Perforation: A Systematic Review and Meta-analysis. J Endod 2015;41(11):1795-1804.

26. Cope AL, Francis N, Wood F, Chestnutt IG. Systemic antibiotics for symptomatic apical periodontitis and acute apical abscess in adults. Cochrane Database Syst Rev 2018;9:CD010136.

27. Lessa FC, Mu Y, Bamberg WM, Beldavs ZG, Dumyati GK, Dunn JR, et al. Burden of Clostridium difficile infection in the United States. N Engl J Med 2015;372(9):825-834.

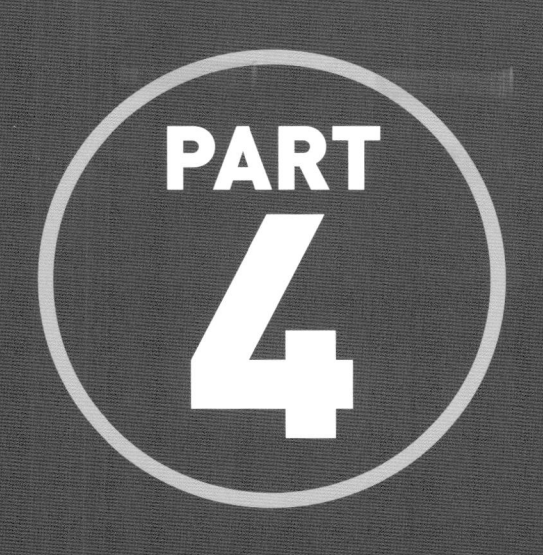

外科的歯内療法の
ルール

Rules of
Endodontic
Surgery

抗菌薬は前日に投与せよ

処置後よりも処置前の処方にこそ効果がある

抗菌薬は外科処置の後で処方するより、術前から服用してもらったほうがよい。手術時に抗菌薬の血中濃度が上がっていることが肝心であり、術後に処方しても効果は半減してしまう。同様に通常の抜歯でも術前に服用してもらったほうがよい。

術前の抗菌薬服用により術後感染にどれだけ予防効果があるかは定かではない[1、2]が、処方するなら術後ではなく術前に服用させるべきである。

抗菌薬処方の考えかた

抗菌薬の種類は、検出される細菌の種類を考え選択・処方するのが原則である。しかし、経口投与で処方することを考えると、腸での吸収率により患部に到達する濃度も減少してしまう。経口第三世代セフェム系抗菌薬（フロモックス、メイアクトなど）は腸からの吸収率が低く、大半は排泄されるといわれている。**処方するのであれば、できるだけ吸収率の高い抗菌薬（サワシリンなど）を選択するほうがよい。**

もっとも、抗菌薬の予防投与がどれだけ術後感染に効果があるかはっきりしないことを考えると、健常な患者であれば必要最小限でよいと考えられる。

53

外科的歯内療法は
通常の根管治療を行ってから

「臭いものに蓋をする」ような処置は再発につながる

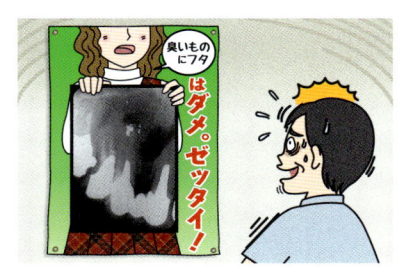

図53-1　根管内に感染源を残したまま外科的歯内療法を行っても、問題を先送りしただけである。むしろ歯根を短くした分、状況は悪化しているかもしれない。

外科的歯内療法は通常の根管治療の代替法ではない。通常の根管治療を行い、それでも除去できない感染源が根尖分岐や根尖孔外に存在する場合に行うのが外科的歯内療法である。

外科処置が得意だからといって、根管内の感染源をそのままにして逆根管充塡で蓋をするような処置では、再発を繰り返すことになる（**図53-1**）。

外科的歯内療法に移行する場合、根管充塡はいつ行うのか？

根管治療を適切に行っても、根尖からの排膿が止まらず外科的歯内療法に移行する場合、根管充塡はいつ行うのか？という質問を受けることがある。「手術中に行う」という意見もあるが、十二分にキレイになっている根管内は手術中に緊密に充塡することは難しい。**筆者は、手術前に根管充塡および築造まで行ったうえで手術をするようにしている。**

理由としては
- 手術中のステップをできるだけ煩雑にしたくない
- 手術後にポスト形成を行い、再感染させたくない

などがあげられる。

手術前に根管充塡する際には、根尖からの排膿により根尖部の封鎖性が悪くなってしまう。しかし、手術が前提なので、まずガッタパーチャだけで根尖部を充塡し、排膿が根管内に上がってこない状態にしたうえで、根管内をもう一度よく洗浄してシーラーとガッタパーチャで根管充塡を行う。

根尖数 mm はシーラーが入っていないので封鎖性がゼロであるが、手術の際に根尖切除および逆根管充塡を行うことを考えれば、この部分は削除されてしまう部分なので問題とはならない（☞**次ページ図 53-2d、e**）。

▼ 通常の根管治療では排膿が治まらなかったため、根尖切除術に移行した症例

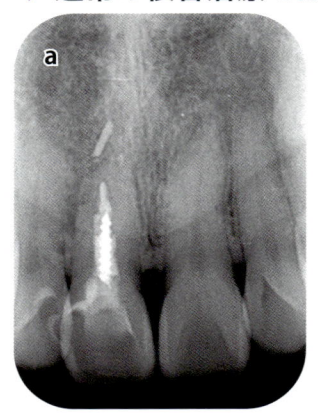
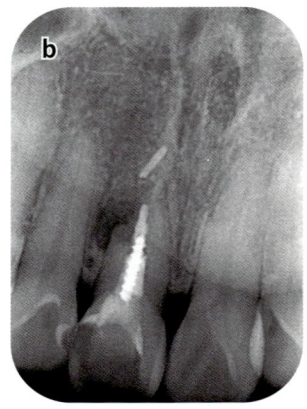
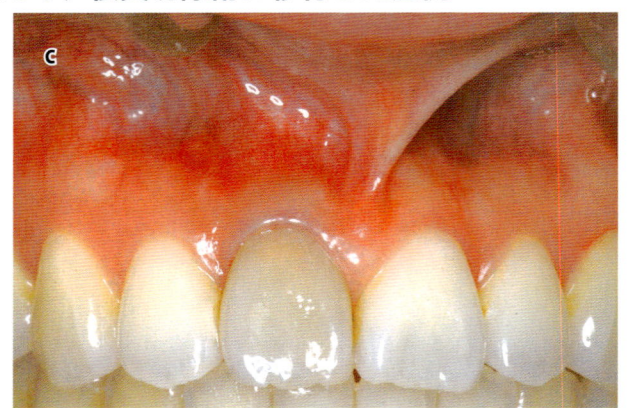

図53-2a〜c 術前のデンタルエックス線写真（**a**：正放線投影、**b**：偏遠心投影）および口腔内写真。

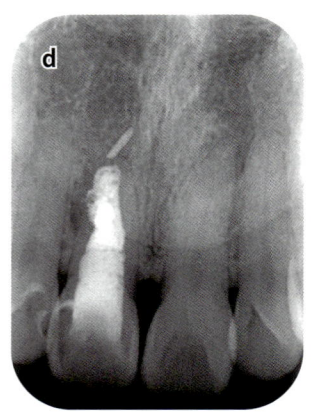
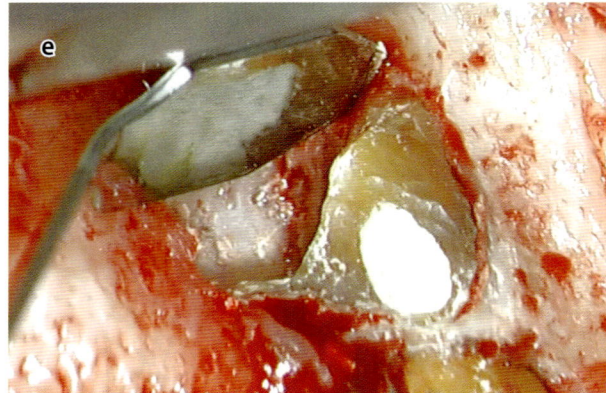

図53-2d、e 根管治療を行ったが排膿が止まらず、根管内の感染源をすべて除去し根管充塡まで行った後に根尖切除術を行った。根尖孔外の感染源を除去し、MTAにて逆根管充塡および穿孔部封鎖を行った。

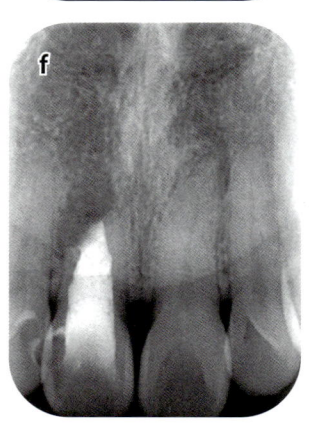
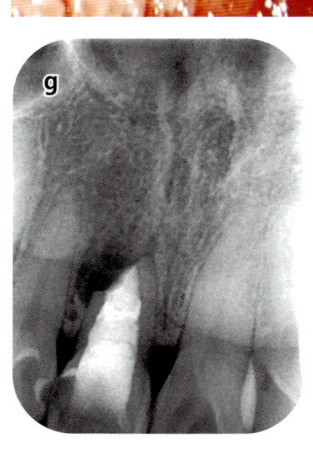

図53-2f、g 手術直後のデンタルエックス線写真（**f**：正放線投影、**g**：偏遠心投影）。

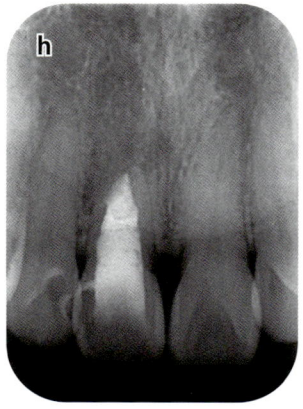
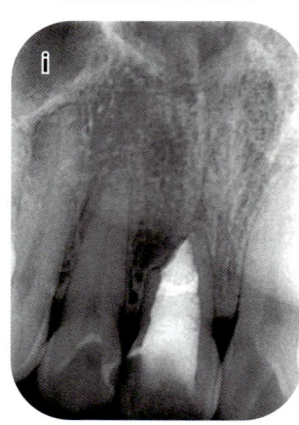
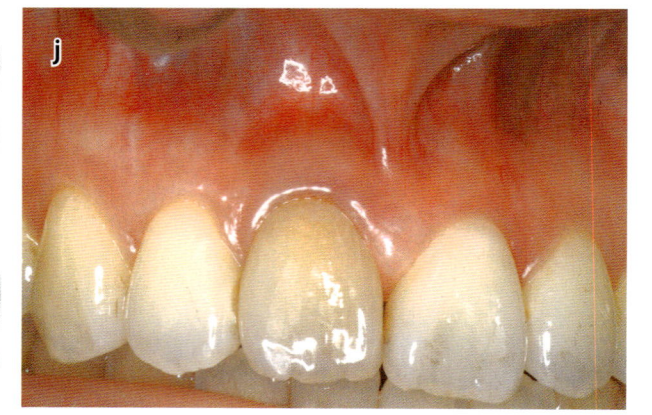

図53-2h〜j 術後1年のデンタルエックス線写真（**h**：正放線投影、**i**：偏遠心投影）および口腔内写真。経過は良好で、骨の再生も認められる。

▼ すでに根尖切除術を受けているが、再発してしまった症例

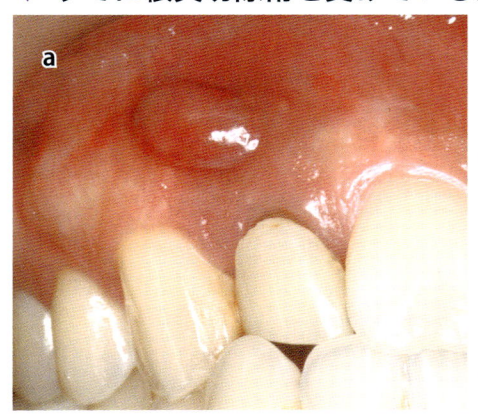
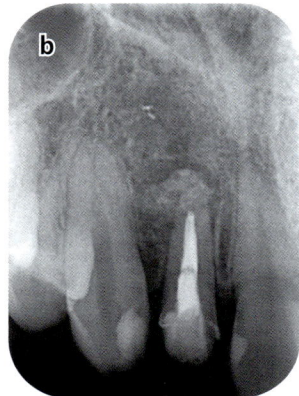

図53-3a、b 前医がすでに根尖切除術まで行っているが、手術直後から腫脹が続いている。再根尖切除術が必要と思われるが、その前に根管内の感染を確実に取り除いておくため、再根管治療を行うことで同意した。再根管治療を行ったが、腫脹と根管内からの排膿が止まらず、根尖孔外の感染が原因と判断した。

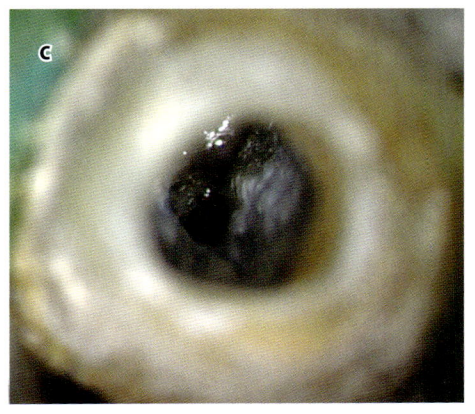
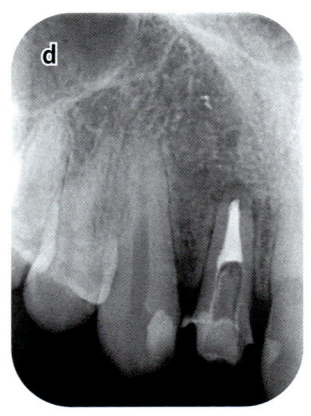
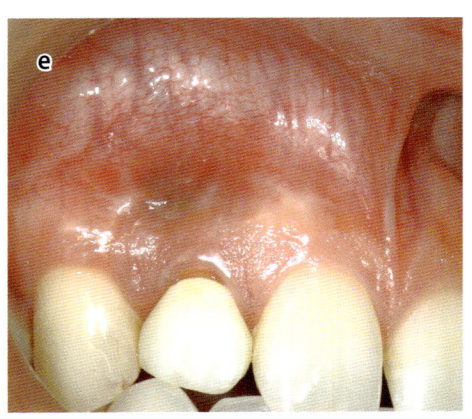

図53-3c〜e 再根尖切除術2週間前に根管充填を行った。根管充填時、唇側の腫脹は消え、根管内からの排膿も見られなかった。再根尖切除術直前まで経過観察し、腫脹の再発は見られなかったので、再根尖切除術は延期とした。

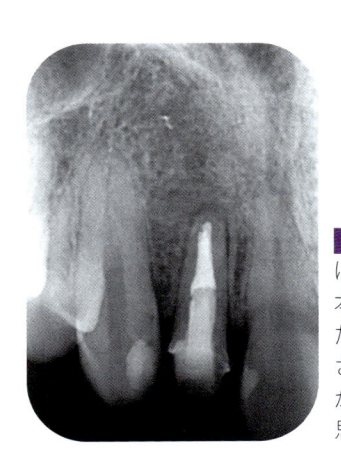

図53-3f 根管充填後3か月の状態。再発は見られず、最終補綴に移行した。
本症例は、根管内の感染源を確実に取り除いたことに加えて、広くあいた根尖孔から排出されてきた骨補填材と一緒に根尖孔外の感染がたまたま排除されたのが一因ではないかと思われる。

外科的歯内療法は根管治療の代替法ではない。

まず根管治療をしっかり行い、それでも取り除けない細菌感染が根尖孔外に存在するような症例が適応となる。

54 外科的歯内療法はマイクロスコープ下で行う

　外科的歯内療法の成績は、マイクロスコープ下で行うことにより成功率が上昇する。従来の肉眼で行っていた外科的歯内療法の成功率は 59% であるが、超音波レトロチップなどを用いたモダンテクニックになると 88%、さらにマイクロスコープを使用し強拡大下で側枝や根尖分岐なども精査する Endodontic Microsurgery になると 94% まで成功率が上昇するという報告がある[3〜5]。

　マイクロスコープ下で微細な根管形態を把握し、確実に感染源を除去することが成功の秘訣といえるだろう（**図 54-1、54-2**）。

▼ 根尖切断面の観察により見落とされている根管を発見した例

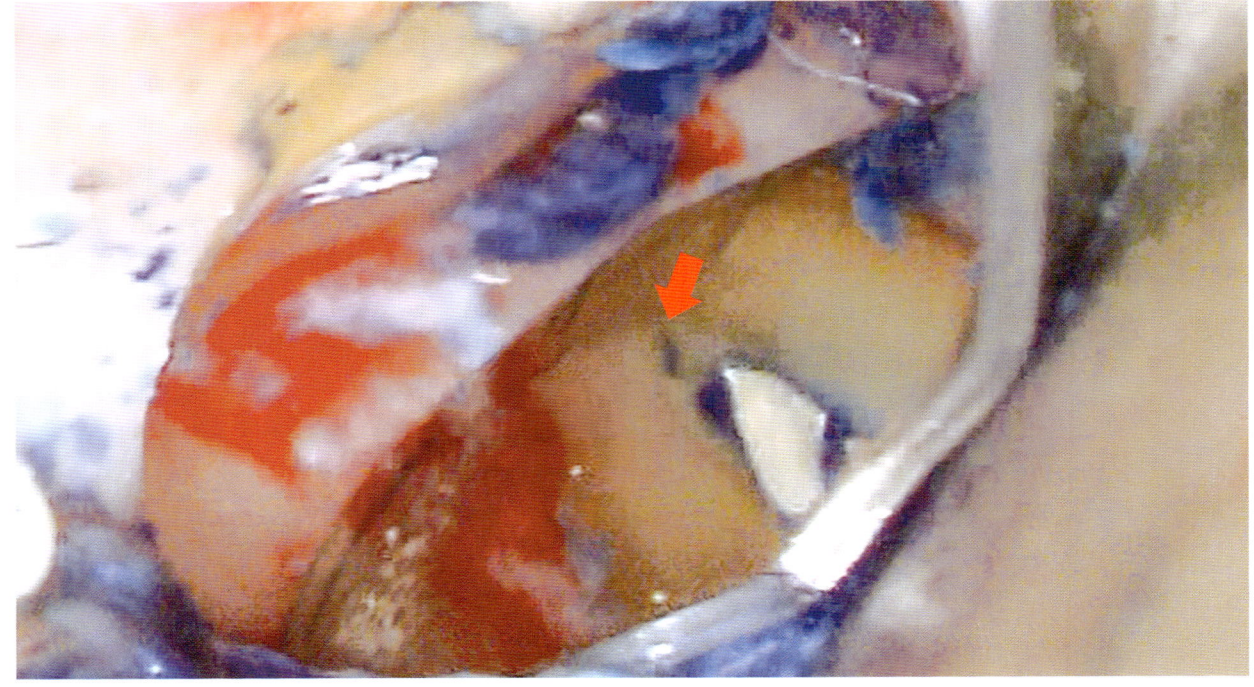

図54-1 マイクロミラーを使って根尖切断面を観察したところ、見落とされていた根管を発見した。

▼ 根尖切断面の観察により口蓋側の歯根破折線を発見した例

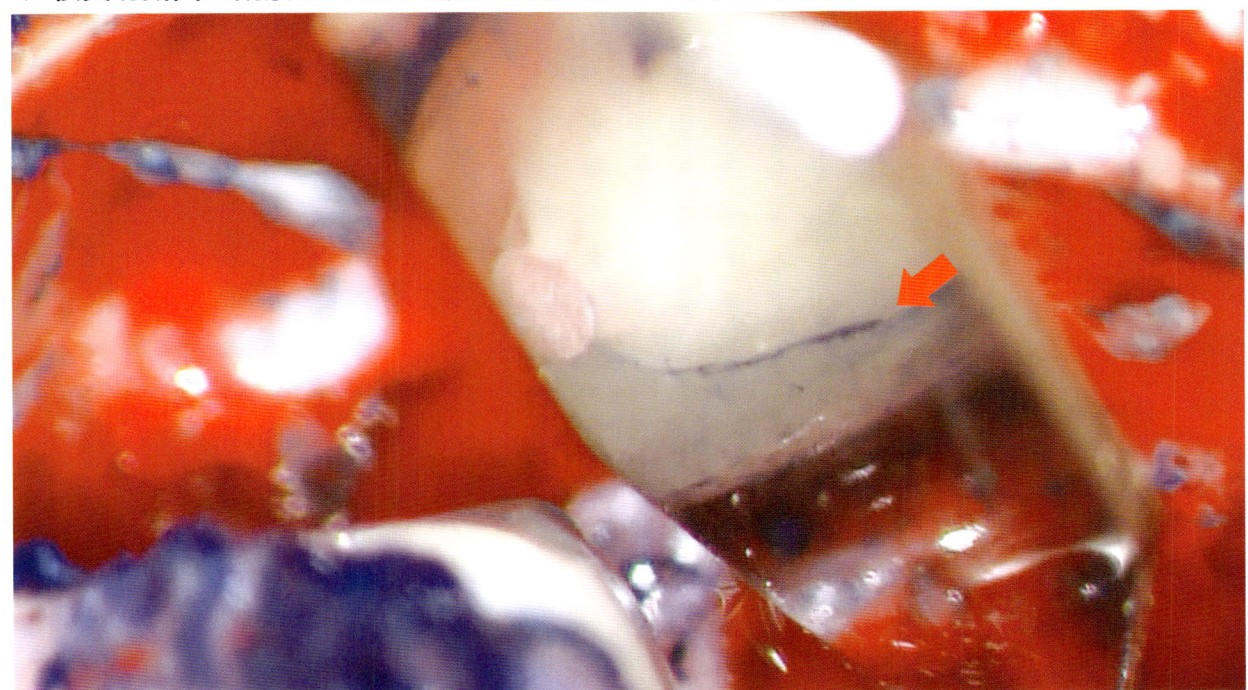

図54-2 マイクロミラーを使って根尖切断面を観察したところ、口蓋側に続く破折線を発見した。

55 マイクロサージェリーで 根尖切除術を行う際は歯軸を考える

　　マイクロサージェリーで根尖切除術を行う際には、**患歯の歯軸を床と平行になるように頸の向きを考える**。上顎前歯であれば頭はあまり倒さず、下顎前歯であれば頭を下げるようにポジショニングする。**歯軸を床に平行に位置づけすることにより、根尖切断面を的確に観察することが可能となる**。

　歯肉の切開、粘膜剥離、炎症組織の搔把、根尖切除、そしてマイクロミラーによる切断面の観察までは、切断面を直接見る必要がない（**図 55-1 のブルーポジション**）。その後、マイクロスコープの向きを若干変えることにより切断面が直視できるようになり、この状態で超音波レトロチップによる逆根管窩洞形成と逆根管充塡を行うことが可能となる（**図 55-1 のレッドポジション**）。逆根管窩洞形成の際にマイクロミラーを骨窩洞内に入れようとすると骨削除量が多くなってしまうが、マイクロスコープの位置を少し変化させるだけで、マイクロミラーを使用しなくても逆根管窩洞形成と逆根管充塡が可能となる。

　手術が始まる前に、患歯歯軸を床と平行に設置することが、マイクロサージェリーで根尖切除術を行うコツである。

▼ 外科的歯内療法における強拡大と弱拡大の使い分け

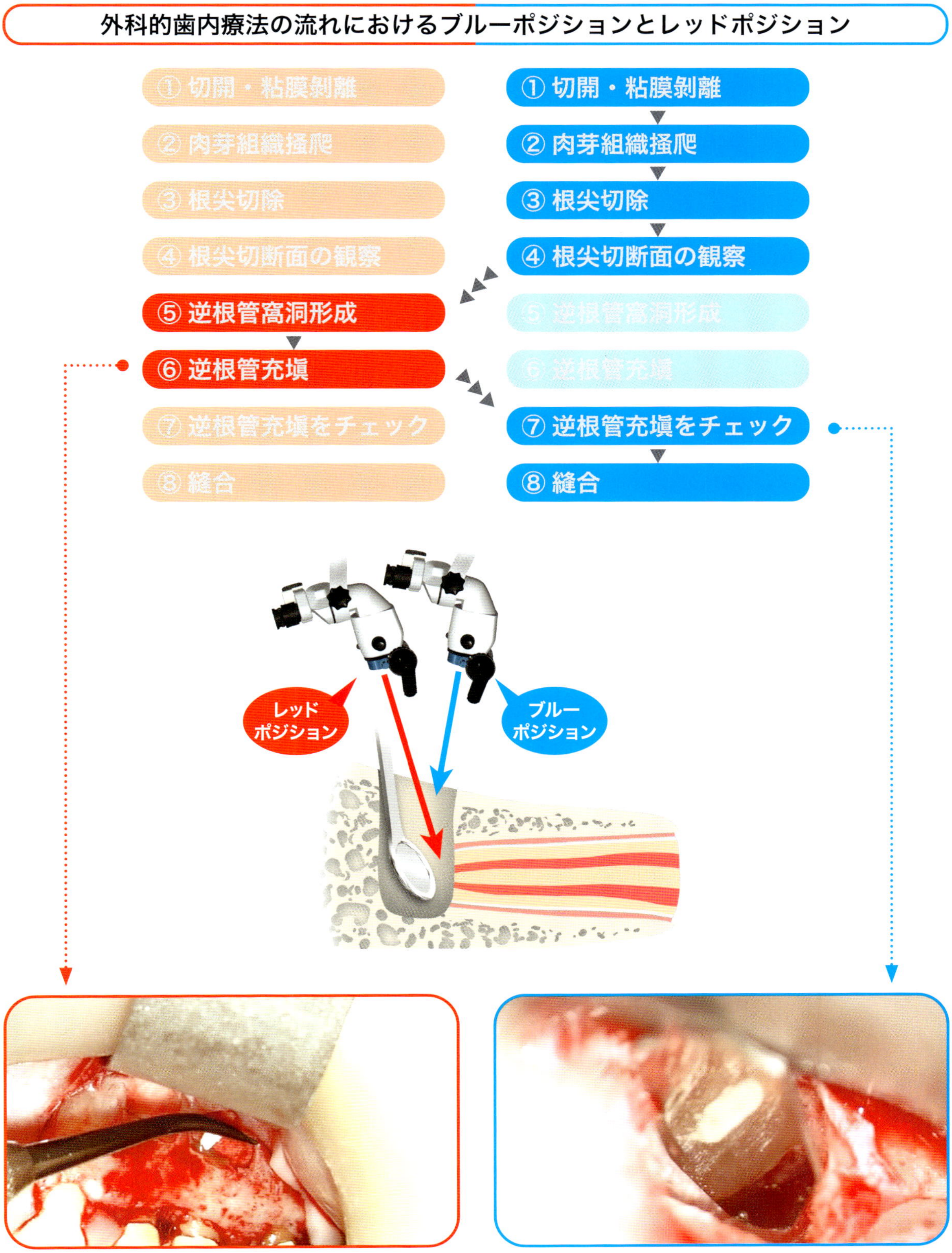

外科的歯内療法の流れにおけるブルーポジションとレッドポジション

① 切開・粘膜剥離	① 切開・粘膜剥離
② 肉芽組織掻爬	② 肉芽組織掻爬
③ 根尖切除	③ 根尖切除
④ 根尖切断面の観察	④ 根尖切断面の観察
⑤ 逆根管窩洞形成	⑤ 逆根管窩洞形成
⑥ 逆根管充填	⑥ 逆根管充填
⑦ 逆根管充填をチェック	⑦ 逆根管充填をチェック
⑧ 縫合	⑧ 縫合

レッドポジション　ブルーポジション

●レッドポジションでは切断面を見ることができる。

●ブルーポジションからマイクロミラーを用いて逆根管充填の状態を確認する。切断面はミラーで観察している。

図55-1 切断面を直接見る必要のない処置ではブルーポジション、直視する必要がある処置はレッドポジションから行う。

56 処置時には弱拡大、根尖切断面の観察には強拡大で臨む

マイクロスコープを使用することにより根尖切断面を精査することが可能となり、歯根破折や側枝を見逃すことがなくなる。しかし、**切断面を観察した強拡大で逆根管窩洞形成を行うと、根管の方向を誤ってしまい、過剰切削や穿孔を起こす可能性がある**（図56-1）。

通常の根管治療と同様に、逆根管窩洞形成などの切削時には弱拡大で歯冠まで見えるような視野を維持することが肝心である（**図56-2**）。

▼ 強拡大下での逆根管窩洞形成時ならではリスク

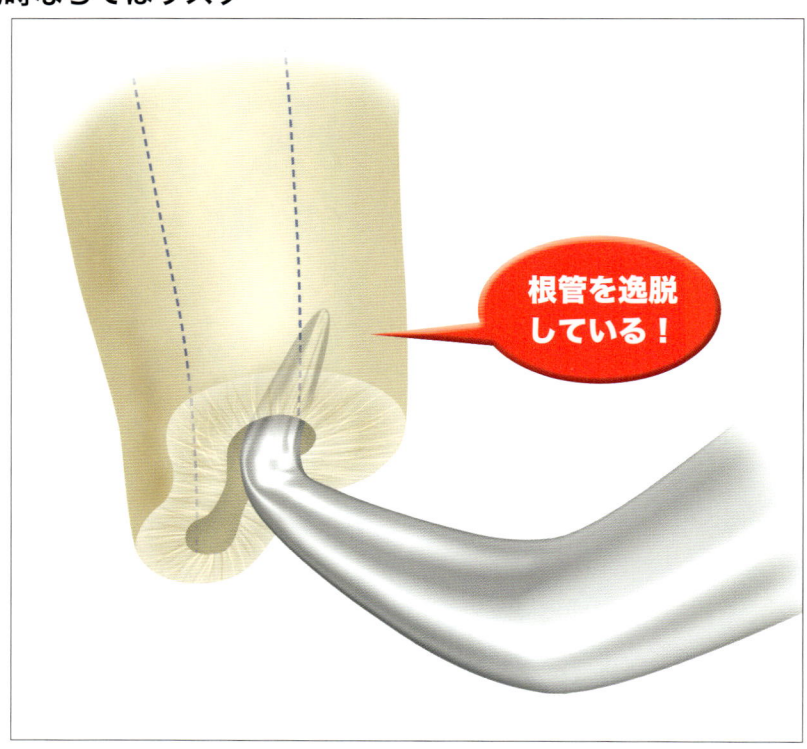

根管を逸脱している！

図56-1 強拡大で根尖切断面だけを見ていると、根管を逸脱する方向に逆根管窩洞形成してしまうことがある。

▼ 外科的歯内療法における強拡大と弱拡大の使い分け

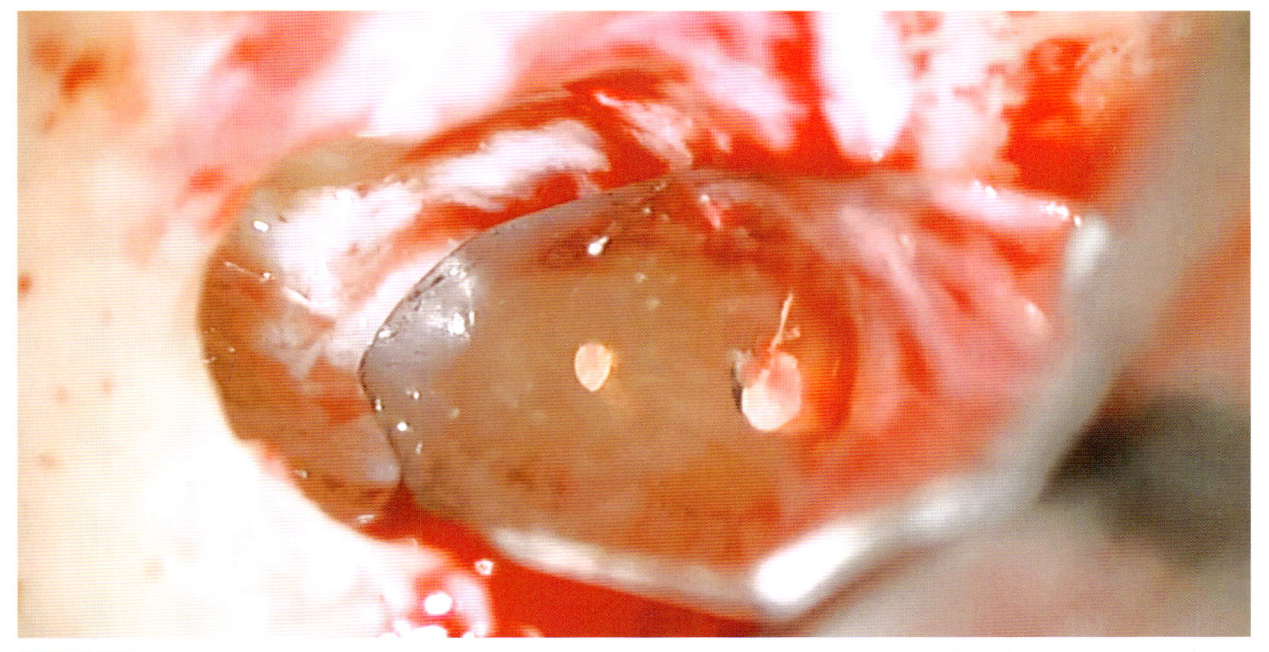

図56-2a マイクロミラーで根尖切断面を観察するときには強拡大を使用する。根充材周囲の感染も鮮明に見ることができる。

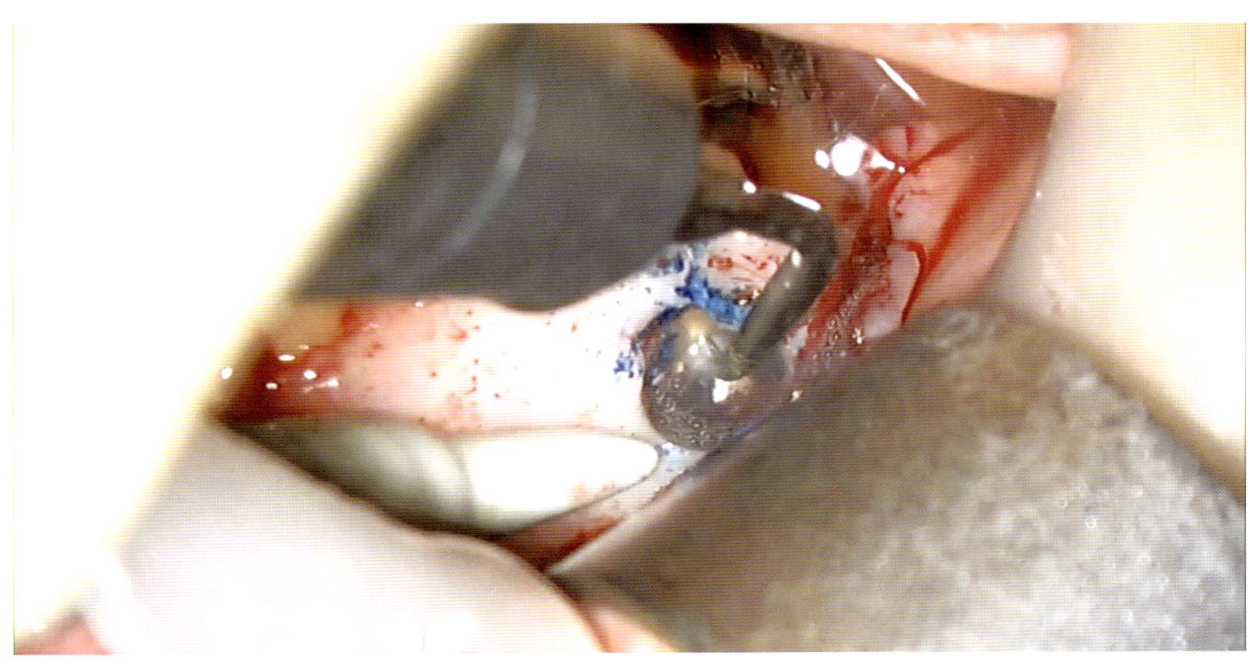

図56-2b 逆根管窩洞形成時は弱拡大で広い範囲が見えるようにしておくことにより、根管の方向も見誤らない。

57 第二大臼歯は意図的再植術で対応せよ

外科的歯内療法は、根尖切除術と意図的再植術の2つに分類することができる。意図的再植術の場合、術中に抜歯という操作が入るため、歯根破折を起こすと再植が難しくなったり、歯根膜へのダメージにより術後にアンキローシスを起こす可能性もある。**第一選択は根尖切除術であり、根尖切除術の難しい症例において意図的再植術を選択する**（図57-1）。

大臼歯の根尖切除術では口角をひっぱって頬側からアプローチするが、**第二大臼歯の根尖切除術は難しく、また下顎第二大臼歯は頬側の骨が厚く根尖までの距離があるため、根尖切除術は不可能であることが多い。このような症例では意図的再植術を選択することに**なる。

意図的再植術の適応症は上下顎第二大臼歯であり、「抜歯しやすいから」という理由から前歯で意図的再植術を選択することはない。

▼ 根尖切除術が難しい上顎第二大臼歯に行った意図的再植術

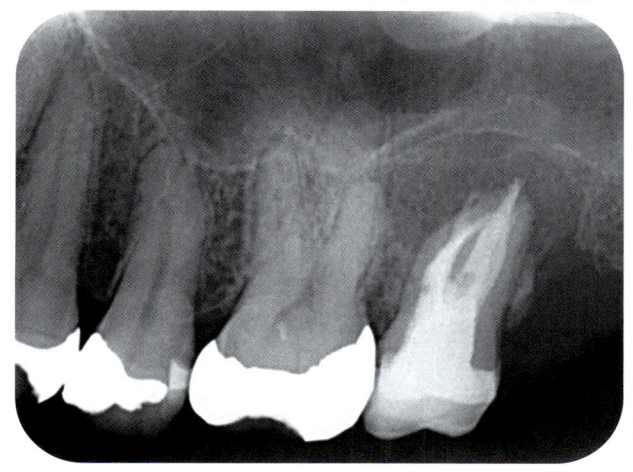

図57-1a 意図的再植前のエックス線写真。根管治療後も遠心頬堤からの排膿が続き、築造まで行い意図的再植術に移行することにした。

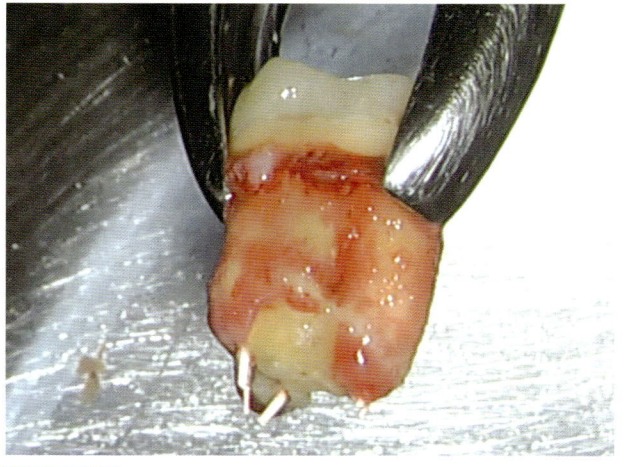

図57-1b 抜歯時に歯根膜を直接触れないように抜歯鉗子で把持したまま口腔外での処置を行う。

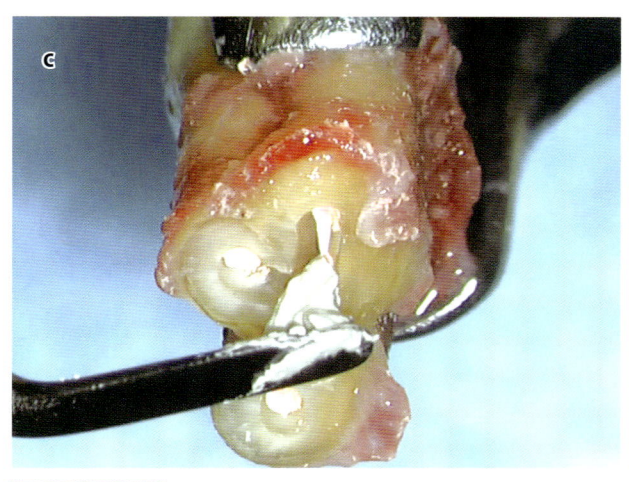

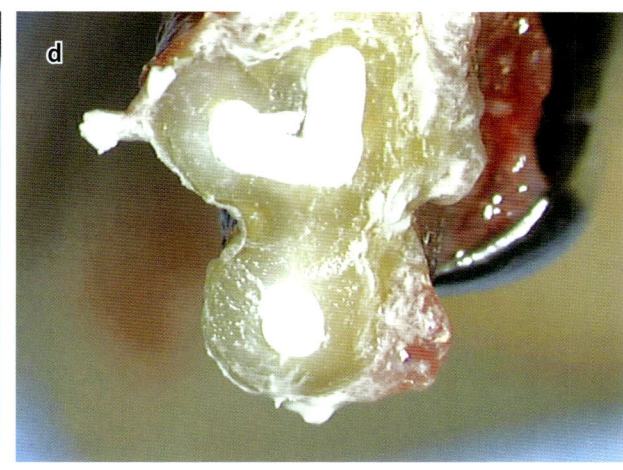

図57-1c、d プロルート MTA を逆根管充塡した。

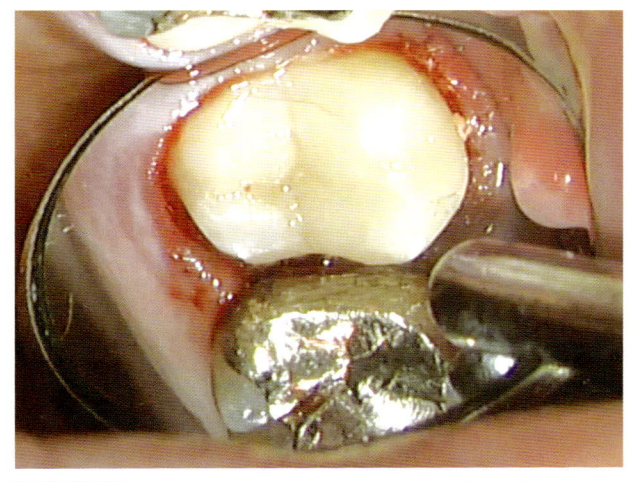

図57-1e 再植までの口腔外での時間を最短にする（10分以内を目指す）。

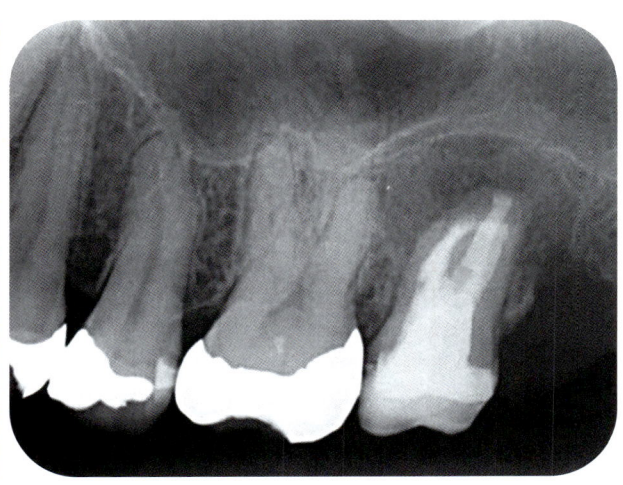

図57-1f 意図的再植後のエックス線写真。歯槽骨があれば抜歯窩にしっかり収まり、縫合や固定の必要はない。

【PART 4 外科的歯内療法のルール／参考文献一覧】

1. Lindeboom JA, Frenken JW, Valkenburg P, van den Akker HP. The role of preoperative prophylactic antibiotic administration in periapical endodontic surgery: a randomized, prospective double-blind placebo-controlled study. Int Endod J 2005;38(12):877-881.

2. Moreno-Drada JA, Garcia-Perdomo HA. Effectiveness of Antimicrobial Prophylaxis in Preventing the Spread of Infection as a Result of Oral Procedures: A Systematic Review and Meta-Analysis. J Oral Maxillofac Surg 2016;74(7):1313-1321.

3. Setzer FC, Shah SB, Kohli MR, Karabucak B, Kim S. Outcome of endodontic surgery: a meta-analysis of the literature--part 1: Comparison of traditional root-end surgery and endodontic microsurgery. J Endod 2010;36(11):1757-1765.

4. Setzer FC, Kohli MR, Shah SB, Karabucak B, Kim S. Outcome of endodontic surgery: a meta-analysis of the literature--Part 2: Comparison of endodontic microsurgical techniques with and without the use of higher magnification. J Endod 2012;38(1):1-10.

5. Kim S, Kratchman S. Microsurgery in Endodontics. Wiley Blackwell; 2018.

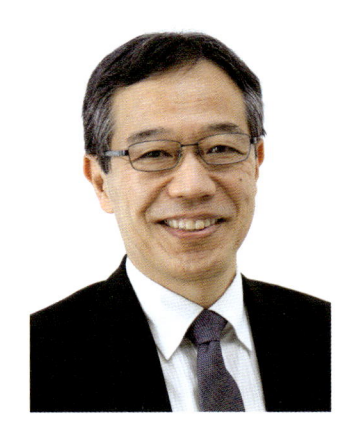

著者紹介

澤田 則宏 さわだ のりひろ
医療法人社団 エスアンドシー 澤田デンタルオフィス

【Philosophy】
　『妥協しない』を診療の理念としている。う蝕除去や根管内の感染源除去は、治療している歯科医師にしかわからないことがある。もし、そこで「まぁ、このぐらいでいいか」という気持ちが少しでもおきれば、重大な感染源を見落としてしまう可能性もある。常に自分の治療を見返し、「本当にこれで大丈夫なのか」「見落としているものはないのか」と自問自答するようにしている。

　医療法人社団エスアンドシーの名前は「誠実（sincerity）」と「信頼（confidence）」の頭文字である。医療に携わる者として、常に誠実な対応を行い、そして患者や他の歯科医師から信頼されるように心がけて日々の臨床にあたっている。

【略歴】
1988年　東京医科歯科大学歯学部卒業
1992年　東京医科歯科大学大学院修了、歯学博士
1992年〜1995年　東京医科歯科大学歯学部附属病院 医員
1995年〜2000年　東京医科歯科大学歯科保存学第三講座 助手
1997年〜1998年　米国ペンシルベニア大学歯内療法学講座 留学
2000年〜2002年　東京医科歯科大学大学院医歯学総合研究科
　　　　　　　　口腔機能再構築学系摂食機能保存学講座 歯髄生物学分野 助手
　　　　　　　　（大学院重点化による所属変更）
2002年〜　東京都新宿区四谷にて澤田デンタルオフィス開院
　　　　　　東京医科歯科大学大学院医歯学総合研究科
　　　　　　口腔機能再構築学系摂食機能保存学講座歯髄生物学分野 非常勤講師
2023年〜　九州歯科大学 臨床教授

【所属学会】
- 日本歯科保存学会　歯科保存専門医・評議員
- 日本歯内療法学会　歯内療法指導医・診療ガイドライン委員会副委員長
- 日本顕微鏡歯科学会　認定指導医・理事
- 関東歯内療法学会　会長
- American Association of Endodontists

【おもな執筆】
- 誰でも治せる歯内療法 歯内療法専門医が1から明かすテクニック（共著：クインテッセンス出版／2007年）
- 根尖病変 治癒へ向けた戦略を究める（共著：ヒョーロン・パブリッシャーズ／2013年）
- 抜髄 Initial treatment（共著：ヒョーロン・パブリッシャーズ／2016年）
- 臨床現場で役に立つ"痛み"の教科書（共著：デンタルダイヤモンド社／2020年）
- 樋状根とRadix Entomolarisへの対応（共著：ヒョーロン・パブリッシャーズ／2023年）

ほか

成功を導く考えかたと着眼点がわかる
歯内療法のルール

2024 年 11 月 11 日　　第 1 版 第 1 刷発行

著	澤田 則宏
発行人	畑めぐみ
発行所	インターアクション株式会社
	東京都武蔵野市境南町 2-13-1-202
	電話　070-6563-4151
	FAX　042-290-2927
	web　https://interaction.jp
印刷・製本	シナノ印刷株式会社

ISBN 978-4-909066-70-1 C3047
定価は表紙に表示しています